Digital Detox

AF009473

Daniela Otto

Digital Detox

Die ideale Anleitung für eine gesunde Smartphonenutzung

2., aktualisierte und erweiterte Neuauflage

Unter Mitarbeit von Florian Westhagen

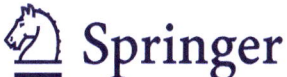

Daniela Otto
München, Bayern, Deutschland

ISBN 978-3-662-64324-2   ISBN 978-3-662-64325-9   (eBook)
https://doi.org/10.1007/978-3-662-64325-9

Die Deutsche Nationalbibliothek verzeichnet diese Publikation in der Deutschen Nationalbibliografie; detaillierte bibliografische Daten sind im Internet über http://dnb.d-nb.de abrufbar.

© Der/die Herausgeber bzw. der/die Autor(en), exklusiv lizenziert durch Springer-Verlag GmbH, DE, ein Teil von Springer Nature 2016, 2022
Das Werk einschließlich aller seiner Teile ist urheberrechtlich geschützt. Jede Verwertung, die nicht ausdrücklich vom Urheberrechtsgesetz zugelassen ist, bedarf der vorherigen Zustimmung des Verlags. Das gilt insbesondere für Vervielfältigungen, Bearbeitungen, Übersetzungen, Mikroverfilmungen und die Einspeicherung und Verarbeitung in elektronischen Systemen.
Die Wiedergabe von allgemein beschreibenden Bezeichnungen, Marken, Unternehmensnamen etc. in diesem Werk bedeutet nicht, dass diese frei durch jedermann benutzt werden dürfen. Die Berechtigung zur Benutzung unterliegt, auch ohne gesonderten Hinweis hierzu, den Regeln des Markenrechts. Die Rechte des jeweiligen Zeicheninhabers sind zu beachten.
Der Verlag, die Autoren und die Herausgeber gehen davon aus, dass die Angaben und Informationen in diesem Werk zum Zeitpunkt der Veröffentlichung vollständig und korrekt sind. Weder der Verlag noch die Autoren oder die Herausgeber übernehmen, ausdrücklich oder implizit, Gewähr für den Inhalt des Werkes, etwaige Fehler oder Äußerungen. Der Verlag bleibt im Hinblick auf geografische Zuordnungen und Gebietsbezeichnungen in veröffentlichten Karten und Institutionsadressen neutral.

Einbandabbildung: © Nadia Snopek/Shutterstock

Planung/Lektorat: Heiko Sawczuk
Springer ist ein Imprint der eingetragenen Gesellschaft Springer-Verlag GmbH, DE und ist ein Teil von Springer Nature.
Die Anschrift der Gesellschaft ist: Heidelberger Platz 3, 14197 Berlin, Germany

Für meine Schwester Sabine, die für mich nicht nur immer erreichbar, sondern auch immer da ist.

Vorwort zur zweiten Auflage

Herzlichen Glückwunsch! Sie haben sich für Digital Detox entschieden – und damit für Ihre Gesundheit. Das ist ein entscheidender Schritt zu einem glücklichen Leben, zu dem ich Ihnen gratuliere. Im digitalen Zeitalter ist Digital Detox einer der wichtigsten Schlüssel zur mentalen und körperlichen Gesundheit. Toll, dass Sie sich Ihrem Selbst zuwenden und auf Ihr inneres Bedürfnis hören, das Sie genau zu diesem Buch geführt hat. Irgendetwas in Ihnen sehnt sich nach mehr Ruhe, Frieden und Gelassenheit. Beachten Sie diesen Impuls, lassen Sie sich von ihm leiten, denn er ist gut für Sie. Digital Detox ist gut für Sie. Digital Detox schenkt Ihnen genau das, was Sie jetzt brauchen: wohltuende Entspannung inmitten einer Welt, die immer noch digitaler – und damit noch stressiger wird.

Fragen Sie sich selbst: Wie lange sind Sie täglich am Smartphone? Bereits vor Corona lag die durchschnittliche Nutzungsdauer bei drei Stunden. Seit der Pandemie verbringen User fast vier Stunden täglich alleine am Handy.

Alle Bildschirme zusammengenommen – vom Smartphone über das Tablet bis hin zum normalen Rechner – kommen wir inzwischen auf bis zu über zehn Stunden am Tag. Das kommt auch schnell zusammen, wenn man sich einen normalen Tag anschaut: Morgens klingelt der Handywecker und wenn man das Smartphone schon einmal in der Hand hat, kann man gleich Mails checken. Und den Social Media Feed durchscrollen. Dann das Frühstück. Zeitung lesen? Lieber die News auf dem Tablet überfliegen. Danach Rechner an, arbeiten. Mittagspause? Ist mit ein bisschen YouTube schnell vorbei. Und abends geht's weiter mit Binge Watching auf Netflix. Das moderne Leben ist ein Leben vor vielen Bildschirmen – häufig nutzen wir diese sogar gleichzeitig.

Handys können süchtig machen
Der Sog dieser leuchtenden Bildschirme ist enorm. Sie ziehen uns förmlich an. Mehr noch: Sie machen süchtig. Warum? Weil Smartphones unser Gehirn verändern.

Dieses ist neuroplastisch, das heißt, es passt sich unseren Gewohnheiten an. Wir können unser Gehirn trainieren, je nachdem, welche Bereiche wir besonders beanspruchen. Derzeit geben wir uns ganz dem Verlangen nach Aufmerksamkeit hin. Jedes kleine Handysignal, jedes Like, jeder neue Follower, gibt uns zu verstehen, dass wir wichtig sind. In unserem Gehirn wird dadurch das Belohnungszentrum aktiviert, das sogenannte „Glückshormon", der Neurotransmitter Dopamin, wird ausgeschüttet und das fühlt sich zunächst gut an. Was kurzzeitig gut fürs Ego ist, ist jedoch langfristig schlecht für die Gesundheit. Denn wir wollen dieses Gefühl wieder und wieder spüren – der Suchtkreislauf beginnt.

Die gesundheitlichen Folgen dieser Onlinesucht sind nicht zu überschätzen. Die Studienlage verdichtet sich und macht klar, dass psychischen Erkrankungen durch intensive Smartphonenutzung begünstigt werden. Nicht nur, dass immer mehr Menschen unter Depressionen leiden, sogar die Suizidalität nimmt zu, insbesondere bei jungen Menschen.

Dem digitalen Gift aber können wir gegensteuern: mit Digital Detox. Zum Glück wird das Thema Mental Health immer relevanter – und im digitalen Zeitalter ist Mental Health ohne Digital Detox undenkbar. Wer regelmäßig digital entgiftet, entzieht sich der digitalen Überforderung und bleibt gesund. Es ist die beste Methode, um das richtige Maß zwischen online und offline zu finden. Denn die Dosis macht das Gift. Das gilt auch für Smartphones & Co.

Dieses Buch ist eine Anleitung
Den angenehmen Effekt von Digital Detox erfahren Sie unmittelbar und Sie können jederzeit damit anfangen – die ideale Anleitung halten Sie gerade in der Hand. „Digital Detox" war das erste deutschsprachige Buch zu diesem Thema und hat sich zum Klassiker entwickelt. Seit seinem Erscheinen im Jahr 2016 hat sich viel getan. Die vollständig aktualisierte und erweiterte Auflage trägt den rasanten digitalen Entwicklungen Rechnung: Sie berücksichtigt neue Social Media Trends, den seit Corona entstandenen Wandel von der normalen Büroarbeit hin zum Home Office, beinhaltet mit „Digitaler Minimalismus" ein komplett neues Kapitel und bietet noch mehr Mitmach-Spaß durch zahlreiche Challenges.

Sie finden darin viele wissenschaftliche Hintergründe und zahlreiche Tipps, die Sie gleich heute anwenden können. Schritt für Schritt, Kapitel für Kapitel, finden Sie so ganz mühelos zu einer wohltuenden Balance zwischen online und offline zurück. Denn für jedes Problem gibt es eine Lösung. Und gegen Handystress gibt es Digital Detox.

Mein Name ist Dr. Daniela Otto, ich begleite Sie auf Ihrem Weg zu einer gesunden Handynutzung – und dies ist meine Geschichte.

Vorwort zur ersten Auflage

Ich war ein bayrisches Cowgirl – und ich brauchte Netz

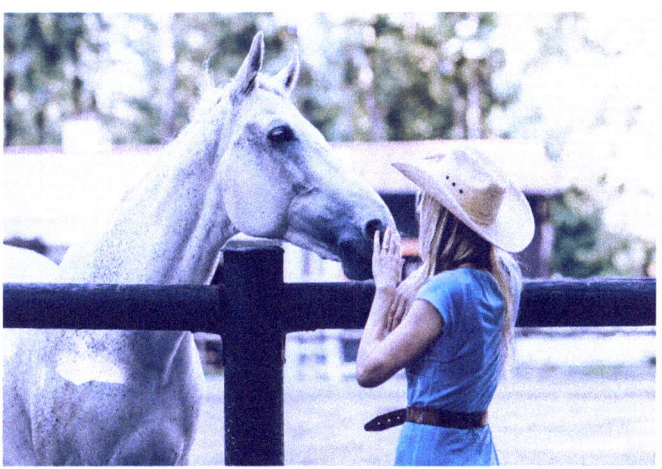

Bild: Gina Gorney

Da war ich nun, nach 16 Stunden Flug und drei weiteren Stunden Autofahrt. Auf einer Ranch in Arizona. In the middle of nowhere. Und meine erste Frage war: „Do you have WIFI?"

Ich hatte meine Doktorarbeit über das Thema Vernetzung (wie passend!) beendet und mich nach Entspannung gesehnt. Für mich als Reiterin hatte schon immer ein inneres Sehnsuchtsbild vom Leben mit Pferden auf einer Farm existiert: Ich auf dem Sattel, stundenlang, und dann heim in eine gemütliche Blockhütte – wunderbar. Vielleicht hatte ich einfach als Kind zu viel *Fury* gesehen oder der Bauernhof meiner Oma hatte mich geprägt – jedenfalls sollte es also die Ranch als Erholungsziel sein. Allerdings, und das wurde mir schnell schmerzlich bewusst, stellt man sich Abgeschiedenheit oft schöner vor, als sie tatsächlich ist. Wir kennen die romantischen Bilder aus Filmen, Büchern und Zeitschriften – wenn ein Mensch in die Weite schaut und um ihn herum nichts als die Wildnis ist. Wenn man dann tatsächlich im Nichts steht, nun ja, kann das doch verdammt einsam sein. Wenn man um sich herum nur Wälder sieht, fragt man sich schnell: und jetzt? Es ist ein bisschen wie mit den Krimis, die im kalten Norden spielen: Die lesen sich daheim vorm Kamin auch gemütlicher. Oder wie mit der Südseeinsel, die urplötzlich ihren Reiz verliert, wenn einen die Moskitos stechen. Also ja, es kann in der unberührten Natur sehr einsam sein. Vor allem dann, wenn man kein Netz hat.

Denn ich hatte in dieser Lodge, die mit ihrem grünen Dach, Holzvertäfelung, einem steinernen Kamin, Geweihen an den Wänden und einem See vor der Tür quasi eine Bilderbuchblockhütte war, tatsächlich *No Service*. Kein Netz. Nada. Nichts.

Ich kam also mitten in der Nacht an, stand in der Küche der Lodge, deren einziger Gast ich war, und fragte Sherry, die Besitzerin, die typisch amerikanisch, herzlich und gastfreundlich war, ob es denn WLAN gäbe. Zu meiner Freude bejahte sie und gab mir den Zugangscode. Vielleicht hatte ich mich einfach vertippt – jedenfalls wollte die Verbindung nicht auf Anhieb klappen und ich verspürte einen Anflug von Panik. Ein Flattern um die Herzgegend, ein Ziehen im Magen, eine Enge im Hals. Es war ein ganz elementares Gefühl des Verlorenseins, des Abgeschnittenseins. Kurz: ein durch und durch ungutes Gefühl. Ich dachte immer, mich hätte diese grassierende Krankheit namens Internetsucht verschont, aber genau in diesem Moment erkannte ich, wie falsch ich gelegen hatte.

Netzentzug ist hart
Ich versuchte mich nochmals in das WLAN einzuloggen und diesmal klappte es. Langsam entspannte ich mich, die Angst wich von mir. Ich schrieb den Menschen, die mir wichtig waren. Dann ging ich in mein Zimmer, es war das hinterste – mit riesigem Doppelbett, eigenem Kamin und Badewanne. Aber: ohne WLAN. Der Router reichte nicht weit genug.

In den folgenden Tagen war ich quasi auf kaltem Entzug und durchlebte die fünf Stufen der Trauer über meinen Netzverlust:

- Schock und Verleugnung: Ehrlich gesagt wollte es mir einfach nicht einleuchten, dass ich tatsächlich kein Netz hatte. Ich machte mein Smartphone wieder an und aus, stellte mich direkt an die Tür meines Zimmers, hielt das Handy in die Luft, aber nein, es blieb dabei, ich hatte kein Netz.
- Zorn und Neid: Ich wurde sauer. Und neidisch. Ich sah die Tochter der Ranchbesitzer, die mit ihren Cowboystiefeln durch die Lodge marschierte, die ständig mit ihrem Handy rumfuchtelte, darauf Countrylieder

abspielte und schief dazu sang. Bei mir ging nichts – und ich hatte ja keine Zeitreise ins Mittelalter gemacht, sondern befand mich, so meinte ich, in der modernen Welt.
- Verhandeln: Ich haderte. Wozu war das gut? Alles fühlte sich nach Rückschritt an, und das nicht nur technisch gesehen. Ich unterhielt mich mit meiner Gastgeberin über konservative Werte, die mir, aus einem der bayerischsten Ecken Bayerns stammend, nah und vertraut waren, auch wenn ich sie teilweise natürlich hoffnungslos überzogen fand (ihre älteste Tochter wollte sich von ihrem Mann trennen, weil dieser sich in einer Bar mit einer anderen Frau unterhalten hatte. Zum Glück haben die beiden – trotz Fremdkonversation – doch noch die Kurve gekriegt). Ich dachte, vielleicht hat das alles, dieser totale Netzverlust, einen höheren Sinn? Vielleicht lag das Seelenheil einfach in einer fortschrittsnegierenden Haltung? Depression: Aber nein, ich sah keinen höheren Sinn. Die Tatsache, kein Netz und WLAN nur in der Küche zu haben, war und blieb einfach ein guter Grund, sich niedergeschlagen zu fühlen.
- Akzeptanz: Aber dann stellte sich etwas Neues bei mir ein: Ich akzeptierte die Situation. Ich nahm sie innerlich an. Ich erkannte darin eine Chance und dachte mir: Jetzt bist du da, ohne Netz, aber mit freundlichen Menschen, tollem Wetter, wunderschönen Pferden – und warum eigentlich dieser affige Tanz ums Handy? Ich konnte eh nichts ändern.

Und so wurde dieser Ranch-Aufenthalt für mich unfreiwillig zum Offline-Bootcamp. Morgens kurz ins Küchen-WLAN, dann jeden Tag – ohne Handy – rauf aufs Pferd, stundenlang in die Berge reiten, die wirklich erstaunliche Ähnlichkeit mit dem Berg aus *Brokeback Mountain* hatten (auch wenn der mitreitende Cowboy von diesem Vergleich nichts wissen wollte: „I ain't *never* heard of such a thing!") und erst abends ging es wieder nach Hause. Ich war müde vom Reiten und der frischen Luft. Und ich war glücklich und ruhig.

Das Leben findet im Hier und Jetzt statt
Der Netzentzug wirkte sich positiv aus: Indem ich mein Handy ausschaltete, schaltete ich innerlich ab und kam an. Ich kam an in dieser Welt, in diesem fast stereotypen *American Countrylife,* das so anders war als der Münchner oder Tegernseer Chic, wie ich ihn aus meiner Heimat kannte. Ich setzte mich aufs Gatter, betrachtete, so richtig im Lonesome-Cowgirl-Klischee, den Sonnenuntergang und träumte vor mich hin. Ich setzte mich auf Heuballen und ein frei herumlaufendes Fohlen beschnupperte mich mit seiner weichen Schnauze. Ich kochte mit meiner Gastgeberin und buk mit ihrer Tochter (ja, der singenden) Kuchen, ich ritt durch Bäche und auf Berge, schaute von den Gipfeln aus über das weite Land und fühlte inneren Frieden. Ich fühlte mich den Menschen, die ich liebte, auch ohne Internet verbunden. Vor allem fühlte ich mich den wichtigen, den richtigen Menschen in meinem Leben verbunden. Mehr noch: Ich fühlte mich rückgebunden, eins mit den Tieren, die mich auf dieser Reise begleiteten, eins mit den Pferden, auf deren Rücken ich den Rhythmus der Natur wahrnahm, eins mit allem, was da war. Die echte Welt hatte mich wieder. Und das fühlte sich verdammt gut an.

Dieses geerdete und zugleich erhebende, beflügelnde Gefühl ist jedoch vielen abhandengekommen. Das ist schade, und es ist bedenklich. Denn zwischen virtueller Vernetzung und tiefer Verbundenheit mit der Umwelt besteht ein gravierender Unterschied. Wer tagtäglich online ist, mag 1000 Facebook-Freunde und noch mehr Twitter-Follower haben, über die Qualität seiner echten zwischenmenschlichen Beziehungen sagen diese Zahlen dennoch nichts aus. Genauso wenig sagen tolle Statusbilder auf Online-Profilen tatsächlich etwas über die individuelle Lebensqualität aus. So verlockend die virtuelle Welt sein mag, wir leben und sterben doch analog.

Dieses Buch soll daran erinnern, dass unser Leben im Hier und Jetzt stattfindet. Es soll zeigen, dass digitale Medien einen immensen Mehrwert in unserem Alltag darstellen können und dürfen. Zugleich macht es aber klar, dass diese Medien nicht unser Leben bestimmen sollten. Es plädiert für einen bewussten Umgang mit Medien, für Spaß am Abschalten und ein neues Lebensgefühl der Freiheit, Ruhe und Selbstbestimmtheit, das sich daraus ergibt.

Dieses neue Medienbewusstsein ist in der USA bereits zu einer regelrechten Lifestyle-Bewegung geworden: Digital Detox.

Digital Detox ist eine Lebenseinstellung

„Digital Detox" bedeutet zunächst nichts anderes als „digitale Entgiftung" und in der Tat macht auch bei unserer Handynutzung die Dosis das Gift. Bei fast vier Stunden täglich alleine am Smartphone, die gravierende negative Auswirkungen auf unser Gehirn, unsere mentale Gesundheit sowie unser menschliches Miteinander haben, brauchen wir diese Entgiftung dringend, um gesund und glücklich zu bleiben. Digital Detox meint eine bewusst gewählte Auszeit von sämtlichen digitalen Medien, die zur Erholung beiträgt. Digital Detox ist mehr als nur radikaler Entzug, vielmehr eine ganzheitliche Lebenseinstellung, die eines klarmacht: Erst kommt die Gesundheit, dann das Handy. Dieser Lifestyle boomt – immer mehr Menschen entdecken die wohltuende Wirkung von Digital Detox, die sich tagtäglich im Kleinen wie im Großen erfahren lässt.

Angefangen hat das Ganze ironischerweise dort, wo Vernetzung bis zum Exzess zelebriert wird: im Silicon Valley, Heimat von Internet- und Technologiegiganten wie Facebook, Google und Apple. Digital Detox funktioniert nach dem Prinzip „Disconnect to Reconnect". Nur wer den Aus-Schalter findet, kann seine eigenen Energien wieder aufladen und ist dadurch wieder leistungsfähig.

Fragen Sie sich selbst: Werden Sie nervös, wenn sich Ihr Handyakku dem Ende zu neigt? Checken Sie ständig Ihren Social Media Feed? Schreiben Sie schon beim Frühstück die ersten Mails? Gilt Ihr letzter Blick vorm Zubettgehen Ihrem Screen? Haben Sie immer mehr das Gefühl, dass die digitalen Medien Ihr Leben bestimmen, Sie überfordern und unter Druck setzen?

Der digitale Stresspegel steigt
Dann sind Sie in bester Gesellschaft, denn die Fakten sprechen für sich: Im Schnitt verbringen wir inzwischen 3,7 Stunden täglich alleine mit unseren Smartphones, die Gesamtbildschirmzeit ist auf 10,4 Stunden gestiegen. Der Stresspegel steigt, nicht nur beruflich, sondern auch privat. „Handy" wird inzwischen als Scheidungsgrund genannt – zum Beispiel dann, wenn der Partner damit in sozialen Netzwerken fremdflirtet oder sich dem Smartphone mehr widmet als seinem realen, ihm angetrauten Gegenüber.

Wenn Sie zu den Menschen gehören, die erkennen, dass Vernetzungsmedien Ihnen nicht nur guttun, die die Überlastung durch Medien spüren, die sich nach Entschleunigung sehnen und danach, einfach mal wieder richtig abzuschalten, und wenn Sie sich doch noch nicht sicher sind, wie das eigentlich genau funktionieren soll, dann halten Sie das richtige Buch in der Hand.

Es ist eine Einladung dazu, eine neue Balance zwischen online und offline, zwischen Medien und Leben, eine neue Life-Media-Balance zu finden, und eine konkrete

Anleitung. Es deckt alle relevanten Lebensbereiche ab und liefert Antworten auf die Frage, wie eine gesunde Beziehung zu Medien im digitalen Zeitalter aussehen kann.

Nur wer im digitalen Zeitalter bewusst mit Medien umgeht, kann effektiv und fokussiert arbeiten, selbstbestimmt kommunizieren und Spaß am Dasein haben. Sie sind der Boss in Ihrem Leben. Und das heißt: Sie schalten ab, wenn Sie das wollen. Sie sind unabhängig von Ihren Medien. Sie schauen wieder genau hin – und erkennen, dass das wahre Leben analog, im Hier und Jetzt, stattfindet. In drei Schritten werden Sie wieder ein entspanntes Leben mit Handy, Tablet & Co. führen:

1. Entwickeln Sie ein neues Bewusstsein für Ihre Mediennutzung: Hinterfragen Sie Ihr eigenes Handlungsmuster, reflektieren Sie Ihre Gefühle, erkennen Sie Stressfaktoren.
2. Werden Sie aktiv: Für jedes Problem gibt es eine Lösung. Mit den hier vorgestellten Übungen, Tipps und Denkanstößen schalten Sie Stressfaktoren gezielt aus, entwickeln neue Verhaltensweisen und gesunde Gewohnheiten.
3. Profitieren Sie langfristig vom Digital-Detox-Lebensstil: Etablieren Sie durch Ihre individuell gewählten Offline-Rituale dauerhaft mehr Ruhe in Ihrem Alltag.

Sind Sie bereit für dieses neue, erfüllende Lebensgefühl? Dann entdecken Sie es jetzt.

Viel Freude dabei.

Daniela Otto

Danksagung

- 🎧 Danke an Heiko.
- 💜 Danke an meine Familie.
- ♥ Danke an Florian.

Inhaltsverzeichnis

1   Der Mensch, das Netz und die digitale
Nabelschnur. Warum aus der Sehnsucht
nach Vernetzung Sucht wird und wie Sie
gesunde Handy-Gewohnheiten entwickeln   1

2   Mensch, Maschine! Warum alle Handys
lieben und wie Sie trotzdem cool damit
umgehen   15

3   Herr oder Knecht. Warum uns Technologien
zu Diensten sein sollten und wie Sie sich
nicht vom Handy versklaven lassen   27

4   Mehr Minimalismus, bitte! Warum
Sie durch weniger Online-Konsum an
Lebensfreude gewinnen und wie Sie digital
aufräumen   37

5	Ausschalten, abschalten, ankommen. Warum Digital Detox ein Lebensgefühl ist und wie Sie Handystress für immer vergessen	49
6	Die Sache hat zwei Haken. Warum wir uns bei WhatsApp &. Co. ständig missverstehen und wie die digitale Kommunikation gelingt	57
7	Welcome to New Work! Warum Multitasken sinnlos ist und wie Sie auch im Home Office im Flow bleiben	67
8	Unseren täglichen Chat gib uns heute. Warum Vernetzungsmedien religiöse Bedürfnisse befriedigen und wie Sie online Ihr gutes Karma behalten	81
9	Alle mal herschauen – oder nicht. Warum auf Social Media jeder jeden überwacht und wie Sie Ihre Privatsphäre schützen	91
10	Das große Erzählen. Warum sich bei Instagram, Netflix & News alles ums Storytelling dreht und wie Sie echt gute Geschichten erleben	101
11	Handy, Handy in der Hand, wer ist die Schönste im ganzen Land? Warum Sie für ein Selfie nicht Ihr Leben riskieren sollten und wie Sie dem Ego-Wahn entgehen	109

12	Machen Sie's ohne. Warum Handys Liebeskiller sind und wie Sie stilvoll daten	117
13	Eltern, Handy, Kind. Warum Smartphones keine Babysitter sind und wie Digital Detox Ihr Familienleben rettet	127
14	Digital Detox total. Warum ein handyfreier Tag der schönste Tag der Woche ist und wie Ihnen das Abschalten Schritt für Schritt gelingt	137
15	Nachwort. Eine Einladung zur Unerreichbarkeit	143

Über die Autorin

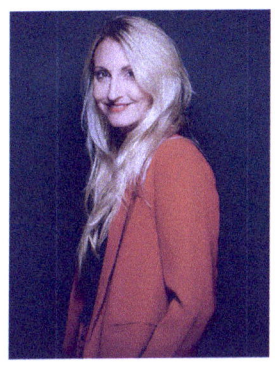

Bild: Matthias Remmling

Daniela Otto, Dr. phil., geboren 1985, ist Expertin für Digital Detox. Ihre Dissertation schrieb sie zu dem Thema *Vernetzung. Wie Medien unser Bewusstsein verbinden.* Außerdem von ihr erschienen sind *Lieben, Leiden und*

Begehren. Wie Filme unsere Beziehungen beeinflussen. Hollywoods geheime Liebesbotschaften entschlüsselt sowie *Digital Detox für die Seele. Mit Achtsamkeitsübungen bewusst online gehen.* Sie lebt und arbeitet als Lehrbeauftragte für Literaturwissenschaften und Texterin in München.

1

Der Mensch, das Netz und die digitale Nabelschnur

Warum aus der Sehnsucht nach Vernetzung Sucht wird und wie Sie gesunde Handy-Gewohnheiten entwickeln

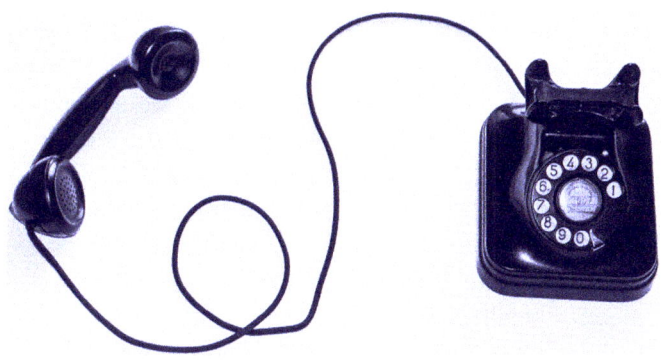

Bild: Quino Al, unsplash.com

> **Beispiel**
>
> Ihr Handyakku liegt nur noch bei 10 Prozent. Wie reagieren Sie?
>
> a) Mir doch egal. Mich ruft sowieso kein Schwein an.
> b) Ich schaue mich nervös nach einer Steckdose um. Ein Ladegerät habe ich ohnehin immer mit dabei.
> c) Ich gehe grundsätzlich nur bei 100 Prozent aus dem Haus.
> d) Meine Smartwatch registriert einen rasanten Pulsanstieg.

Können Sie sich ein Leben ohne Handy noch vorstellen? Falls nicht, sind Sie in guter Gesellschaft. Handys sind aus unserem modernen Leben nicht mehr wegzudenken. Und lange wird es nicht mehr dauern, bis wirklich jeder auf diesem Planeten ein Smartphone besitzt. Statistiken zufolge gibt es im Jahr 2021 ca. 3,5 Milliarden Smartphone-User weltweit, die Anzahl der kursierenden Handys ist jedoch mit über sechs Milliarden fast doppelt so hoch, das heißt, viele Menschen besitzen zwei oder mehr Smartphones. Allein in Deutschland werden derzeit 60,7 Millionen internetfähige Mobiltelefone benutzt, in den USA sind es rund 298 Millionen, in China 1,6 Milliarden. Tendenz überall: steigend.

Handys können krank machen

Dabei gilt, leider: Je mehr Handys, desto mehr Süchtige, Unglückliche, Einsame und Unzufriedene. Denn der digitale Stress geht nicht spurlos an uns vorbei. Psychische Erkrankungen wie Depressionen, aber auch soziale Isolation, Konzentrations- und Schlafstörungen nehmen zu und lassen sich auf exzessive Smartphonenutzung zurückführen.

Die Angst davor, ohne Smartphone zu sein, hat einen eigenen Namen: Nomophobie („no mobile phone phobia"). Rund zwei Drittel aller Handynutzer sind davon betroffen und halten es schlichtweg nicht mehr ohne Handy aus. Immer mehr Menschen fühlen sich inzwischen unwohl, wenn sie ohne Smartphone aus dem Haus gehen. Damit einhergeht die Angst davor, etwas zu verpassen, die sogenannte „fear of missing out", kurz FOMO. Insbesondere Kinder und Jugendliche sind davon betroffen. Nicht ohne Grund hält die Hälfte aller Eltern ihr Kind für handysüchtig. Doch natürlich sind auch Erwachsene gefährdet: Mindestens ein Prozent aller Deutschen sind bereits internetabhängig (die Dunkelziffer ist vermutlich noch ungleich höher).

Smartphones begleiten unser Leben und dominieren es nicht selten. 85 % checken ihr Handy, während sie mit anderen sprechen, 80 % checken es noch kurz vor dem Zubettgehen, 70 % checken es innerhalb der ersten fünf Minuten nach dem Aufstehen. Das sind die Fakten.

Digital Detox macht glücklich
Ob Sie darüber erschrecken oder schmunzeln, hier kommt die gute Nachricht: Sie müssen weder auf Ihr Handy, Tablet oder das Internet verzichten. Aber Sie können – ab und zu. Und Sie werden sich dadurch besser fühlen. Das ist das Angebot dieses Buches.

Weniger online bedeutet mehr Leben – finden Sie eine neue, entspannte Life-Media-Balance, zurück zum rechten Maß. Dabei geht es nicht darum, einfach den Aus-Schalter zu drücken, sondern darum, sein eigenes Mediennutzungsverhalten zu beobachten, zu hinterfragen und aus dieser Selbstbeobachtung heraus *bewusst* selbst zu steuern. Fragen Sie sich selbst: Sind Sie noch Herr über das Handy oder fühlen Sie sich manchmal von dieser Maschine regelrecht getrieben?

Dieses Buch bietet Ihnen praktische Tipps, wie Sie im digitalen Zeitalter, sprich: heute, Ihre Kommunikationsautonomie zurückerlangen. Lassen Sie sich nicht von Ihrem Handy versklaven. Sie sind der Boss in Ihrem Leben. Sie dürfen darüber bestimmen, wann Sie erreichbar sind und wann nicht. Lernen Sie dieses Gefühl der eigenen Unabhängigkeit kennen, lernen Sie es zu genießen.

Die Sehnsucht nach Vernetzung ist menschlich
Aber fangen wir von vorne an. Woher kommt eigentlich unsere Sehnsucht nach Vernetzung? Warum springen wir auf Handys dermaßen an? Warum sind Anrufe, E-Mails und Chats nicht mehr wegzudenken, ja wie lässt sich der ganze Vernetzungsboom eigentlich erklären? Nur wer Zusammenhänge erkennt, kann wirklich verstehen, was hinter dem eigenen Verhaltensmuster steckt. Dieses Buch soll diese Hintergründe darlegen und damit erläutern, warum wir wie agieren, warum wir nicht anders können, als uns vernetzen zu wollen und warum wir dennoch dabei nicht zwangsweise die Selbstkontrolle verlieren müssen. Erst aus diesem Verständnis heraus kann ein Umdenken stattfinden, das zu einem neuen Wohlgefühl führen kann.

Schauen wir uns also zunächst um und stellen fest: So gut wie überall hängen die Menschen am Handy. Ob in der U-Bahn, am Strand oder in der Bar, fast immer liegen die Mobiltelefone griffbereit. Bereits der alltägliche Gebrauch von Smartphones ist beachtlich: Durchschnittlich entsperren wir das Smartphone täglich bis zu 100 Mal (und bei Heavy Usern ist das schnell das Doppelte). Es klingelt und bimmelt, summt und vibriert ohne Unterlass. Ist kein Netz da, wird das meist als unangenehm, ja sogar als bedrohlich empfunden. Was, wenn man alleine in der Wildnis ist und eben doch etwas passiert? Was, wenn man auf dem schönsten Berggipfel steht und das

Bild, das man eben aufgenommen hat und digital teilen will, nicht durchgeht? Was, wenn man auf einer Reise das Smartphone verliert und damit völlig verloren ist? Digitale Vernetzungsmedien geben uns ein einfaches, aber hochattraktives, ja unwiderstehliches Versprechen: Du bist nicht allein.

Dieser schlichte Satz hat es in sich, denn er wirkt der menschlichen Urangst vor der Einsamkeit entgegen. Vernetzungsmedien sprechen unsere Ursehnsüchte nach Bindung an, gegen die wir uns schlichtweg nicht wehren können. Hand aufs Herz: Richtig allein, also allein ohne zumindest die Möglichkeit, diesen Zustand zum Beispiel durch Kommunikation nach Belieben zu ändern, ist kaum jemand gern. Wenn also die Menschen an den Vernetzungsmedien hängen wie die Embryos an der Nabelschnur, so ist das sowohl Begründung als auch Vergleich.

Die Moderne ist einsam

Denn der moderne Mensch krankt an der Moderne. Hier kann man einwenden, dass vermutlich auch der Steinzeitmensch an der Steinzeit krankte, nur war es diesem wahrscheinlich noch nicht derart bewusst. Nun wird der Mensch aber nicht müde, sich seines Verstandes zu bedienen, und das hat bei allem Vorteil durchaus auch problematische Konsequenzen. Denn wer viel nachdenkt, dem fällt auch viel auf. Wer viel nachdenkt, kann Fragen stellen wie: Wer bin ich überhaupt? Was macht mich aus? Bin ich mit meinem Leben und meinen Lebensumständen zufrieden oder sogar glücklich? Der nachdenkende, reflektierende Mensch fängt an zu erkennen, dass er *nicht* ein anderer ist. Er fängt an zu unterscheiden: Eine Birne ist *kein* Apfel und *keine* Zwiebel, sondern eben eine Birne. Er schlussfolgert: Ich bin nicht du und nicht sonst wer. Ich bin ich. Das ist nicht nur positiv, sondern auch schmerzhaft. Denn wer seine Einzigartigkeit, seine

Singularität erkennt, der erkennt auch, dass er mit anderen zwangsläufig *nicht* eins ist. Sprich: Er ist getrennt. Und das kann durchaus unangenehm sein. Warum? Weil der Mensch, egal wie sehr er auch dagegen ankämpfen mag, ein nach Bindung strebendes, ein soziales Wesen ist. Weil der Mensch doch keinen Tag als Baby ohne seine Mutter bzw. ohne Menschen, die ihn schützen, überleben würde (man vergleiche dazu eine ganze Reihe von Tierbabys verschiedenster Arten wie beispielsweise Fohlen oder Enten, die schon kurz nach der Geburt laufen, schwimmen etc. können). Weil der Mensch andere Menschen braucht, um zu sein. Einsamkeit oder gar Isolation lösen in den allermeisten von uns keine guten Gefühle aus, weil der Mensch schlichtweg nicht dafür geschaffen ist. Wie schwer erträglich Social Distancing ist, hat nicht zuletzt der Lockdown während der Corona-Pandemie gezeigt.

Das soziale Netz verspricht Sicherheit
Betrachtet man die Entwicklung der Menschheit, so ist der Mensch im Netz in seinem Element: Ob Familie oder Freunde – das soziale Netz verspricht Sicherheit, Wärme, Geborgenheit. Die Begriffe Netz und Nest liegen sogar buchstäblich nahe beieinander. Greifen wir noch tiefer in die Begriffskiste und graben Worte wie *Sippe* und *Urhorde* aus. Klingt nach Steinzeit? Das macht nichts – evolutionsbiologisch hat diese noch enorme Nachwirkungen bis ins Heute. Und evolutionsbiologisch betrachtet gilt ganz klar: Alleine wurde man in der Wildnis schneller gefressen als in Gesellschaft. Es gibt viele, nicht zuletzt überlebenswichtige Gründe, die für Vernetzung sprechen. Gehen wir also davon aus, dass der Mensch vor allem ein Herdentier ist. Je moderner jedoch die Gesellschaft wird, desto mehr tritt der Einzelne in den Vordergrund. Es kommt, so der Soziologe Norbert Elias, zu sogenannten Individualisierungsschüben. Das Resultat zeigt sich dann exemplarisch in

einer der nicht ohne Grund erfolgreichsten Serien der Neunziger (die mit *And Just Like That* auch eine Neuauflage bekommen hat): *Sex and the City*. In der Großstadt lebende, nach Selbstverwirklichung und Freiheit strebende Singles suchen nach der großen Liebe, also einer festen Bindung. Allen geht es gut, aber keiner ist glücklich. Denn die so verheißungsvolle Unabhängigkeit hat einen hohen Preis: Einsamkeit.

Vernetzungsmedien versprechen uns, diese fundamentale Einsamkeit der Moderne zu überwinden. An die Stelle konventioneller Familien treten zunehmend selbstgewählte *Medienfamilien* – digitale Kreise, denen man sich zugehörig fühlt und mit denen man virtuell verbunden bleibt: Communities.

Ödipus lässt grüßen

Kommen wir nochmal auf die Sache mit der Nabelschnur zurück. Warum ist sie die Begründung für all das Tippen, Wischen und Telefonieren? Dafür müssen wir in die Psychoanalyse eintauchen. Um 1900 macht der österreichische Psychiater Sigmund Freud das Unbewusste und damit die Vorstellung von dunklen, unterdrückten, geheimen Wünschen und Begierden salonfähig. Was Freud dabei zeigt, ist vor allem eines: Es gibt etwas in uns, das wir nicht vollständig verstehen können, das uns steuert, gegen das wir niemals ganz ankommen – eine Erkenntnis, die ganz schön unheimlich sein kann. Als Vorläufer dessen, was wir heute aus der zeitgenössischen Psychotherapie kennen, entwickelt Freud die sogenannte Sprechkur: Heilen durch Erzählen, so das Motto. Und umgekehrt gilt: In Erzählungen lässt sich Heilsames entdecken. So gehen Literatur und Psychoanalyse gewissermaßen Hand in Hand. Freuds Beobachtungen fußen nicht allein auf der Untersuchung von Patienten, sondern sind auch tief in der Weltliteratur verwurzelt, in der Konflikte kulminieren, die in jedem von uns existieren. So entstand durch die Lektüre der altgriechischen Tragödie um Ödipus schließlich seine wohl bekannteste Theorie, der Ödipuskomplex. Zur Erinnerung: Ödipus' Vater, dem König von Theben, wird geweissagt, dass sein Sohn ihn dereinst töten und seine Mutter zur Frau nehmen würde. Daher wird Ödipus ausgesetzt und wächst fernab vom Königshof und ohne Wissen um seine Herkunft auf. Da sich der Vorsehung aber im Mythos bekanntlich kein Schnippchen schlagen lässt, gerät der erwachsen gewordene Ödipus schließlich doch wieder nach Theben, wo er – unwissend und durch eine Verkettung unglücklicher Umstände – wie vorhergesagt den Vater tötet und die Mutter heiratet. Die Tragödie ist komplett, als die Wahrheit schließlich enthüllt wird und sich Ödipus vor Gram die Augen aussticht. Freud nimmt diesen Mythos nun zum Ausgangspunkt für die Theorie des Ödipuskomplexes, wonach es ein unbewusstes Grundverlangen sei, die Mutter zu begehren und den Vater zu töten. Man mag davon halten, was man will – es ist letztlich gar nicht so entscheidend, ob Freud damit nun falsch- oder richtigliegt. Wichtig ist vor allem, dass Freuds Gedankenspiele großartige Wegbereiter für weitere Überlegungen und die Theorie des Ödipuskomplexes somit hochgradig wissenschaftlich anschlussfähig ist – und das auch im Kontext der zeitgenössischen Medien.

Wir sehnen uns nach der verlorenen Einheit
Denn das von Freud beschriebene ödipale Begehren lässt sich auch abstrakter fassen, es ist eine Idee, die sich konsequent weiterdenken lässt. Denn was steckt im Grunde genommen dahinter? Es geht letztlich um jenes Streben, das sich als Ursehnsucht des Menschen überhaupt ausmachen lässt: Ein Streben zurück in einen verlorenen

Zustand der Einheit. Die Mutter steht für diese Einheit als *Symbol*. Dieses Symbolhafte kommt bei Freuds Kollegen und Nachfolger C. G. Jung noch wesentlich besser zum Ausdruck. Jung entwickelt die Archetypenlehre. Archetypen seien, so Jung, Urbilder, die alle Menschen in sich tragen, Bilder, die in Märchen und Mythen und Träumen exemplarisch zum Ausdruck kommen. Der prominenteste dieser Archetypen ist dabei der Mutterarchetyp. Jung macht diesen zum Beispiel in kulturell verankerten Vorstellungen von Urmüttern, aber auch noch abstrakter im Dorf oder in an einen Uterus erinnernden Räume wie Höhlen oder Labyrinthen fest. Der Mutterarchetypus steht für eine ursprüngliche embryonale Einheit. Denn ganz klar: Früher, also im Mutterleib, ist alles besser – man hängt noch an der Nabelschnur, es gibt keine Trennung, nur Einheit.

Diese verlorene Einheit versucht der Mensch stetig wiederzuerlangen und zwar, so schreibt Jaques Lacan, ebenfalls Psychoanalytiker, *von Anbeginn an*. Das Subjekt kann quasi nicht *nicht* nach Einheit streben. Es ist auf Einheit ausgerichtet. Und innerhalb dieses Strebens spielen Vernetzungsmedien eine zentrale Rolle, denn Vernetzungsmedien scheinen unsere ödipale Sehnsucht nach Einheit zu stillen, unser Bedürfnis nach Verbundenheit zu befriedigen.

Wir ketten uns ans Handy an
Wenn Menschen an den Telefonkabeln hängen wie Babys an der Nabelschnur, ja, wenn sie sich seit dem Modetrend der Handykette buchstäblich ans Handy anketten (es entbehrt nicht einer gewissen Ironie, dass die Rolle des Angeketteten früher den Festnetztelefonen vorbehalten war), so ist dies im wahrsten Sinne des Wortes psycho*logisch*, also eine logische Konsequenz der seelischen Bedürfnisse. Wer denkt, alle würden nur aus Spaß am Handy

hängen, der missversteht die Tragweite der gesamten Thematik. Wer den Ursprung unserer Vernetzungs(sehn)sucht verstehen will, der darf nicht nur den reinen Spaß- und Unterhaltungsfaktor von Smartphones sehen. Die dahinterstehende Sehnsucht könnte tief greifender nicht sein: Virtuelle Netze ersetzen in der Moderne verlorengegangene soziale Netze wie die (Groß-)Familie bzw. die Sippe oder die Glaubensgemeinde. Das Internet kommt mit seinem unschlagbaren Allverbundenheitsversprechen – everything is connected – idealisierten Vorstellungen einer verlorenen Ursprungseinheit so nahe, dass man ohne schlechtes Gewissen auch heute noch einmal an Freud und Jung erinnern darf. Auch wenn es erst einmal befremdlich klingen mag, lohnt es sich doch, sich auf dieses Gedankenspiel einzulassen.

Und wenn wir schon beim Denken sind: Werfen wir einen Blick in unser Gehirn. Denn es gibt noch einen weiteren, neurobiologischen Grund für unsere Vernetzungs(sehn)sucht – und der erklärt ganz besonders gut, warum aus der Vernetzungssehnsucht nur allzu schnell Sucht wird. Smartphones verändern unser Gehirn. Und genau dort entsteht die Smartphonesucht.

Smartphones aktivieren das Belohnungszentrum
Denn sehen wir uns näher an, was hinter diesem Suchtpotential steht: Die menschliche *Sehnsucht* nach Belohnung. Wir alle sind suchtanfällig, alleine deswegen, weil wir uns gerne dem Genuss hingeben, und alles, was uns Genuss verschafft, kann prinzipiell auch süchtig machen. Das lässt sich mit unserer Gehirnchemie erklären. Dabei unterscheidet man zwischen substanzabhängigen und substanzunabhängigen Süchten, sprich: zwischen von Mitteln wie Drogen ausgelösten Süchten und sogenannten Verhaltenssüchten. Dabei liegt jeder Sucht das gleiche Prinzip zugrunde: Es geht schlichtweg um die Aktivierung

unseres „Belohnungszentrums" im Gehirn. Wird dort der Neurotransmitter Dopamin ausgeschüttet, empfinden wir Glücksgefühle. Gefühlt werden wir dadurch für unseren Konsum oder unsere Handlung belohnt, ein guter Grund, diese zu wiederholen, immer wieder: Wir werden süchtig. Süchtig nach dem guten Gefühl, nach der Belohnung. Dopamin kann durch Rauschmittel genauso ausgeschüttet werden wie durch andere Erfahrungen, beispielsweise durch Glücksspiel. Dieses macht gewissermaßen tatsächlich high, denn es führt in unserem Körper zu einer Ausschüttung von Glückshormonen. Wer süchtig danach ist, dessen Gehirn will schlichtweg immer mehr von der damit verbundenen Belohnung. Bleibt der Reiz aus, kommt es zu Entzugserscheinungen. Womit wir beim Stichwort wären.

Klicks sind Dopaminkicks
Natürlich lässt sich auch Handysucht in diesen Kontext einordnen. Schauen wir auf unser Handy und sehen, dass wir eine Nachricht erhalten haben, wir Likes bekommen haben oder ein Post geteilt wurde, wird unser Blick, unser Griff zum Mobiltelefon belohnt. Jeder Klick bedeutet einen kleinen Dopaminkick. Schauen wir immer wieder auf unsere Geräte, sehnen wir uns nach genau dieser Aktivierung unseres Belohnungssystems. Handysucht fällt somit klar unter die Kategorie der substanzunabhängigen Süchte – und funktioniert damit ähnlich wie Spielsucht.

Vielleicht ist es jetzt verständlicher, warum wir so viel am Handys hängen. Die Möglichkeit zur Vernetzung, zur Anbindung, die uns das Internet in Aussicht stellt, ist also nicht nur eine tolle, sondern eine große, eine ernste, eine existenzielle Sache. Verbindung ist ein Urbedürfnis – ein Bedürfnis, dem Vernetzungsmedien maximal entgegenkommen. Vor diesem Hintergrund ist es mehr als verständlich, dass wir derart vehement auf Vernetzungsmedien ansprechen. Es ist nachvollziehbar, logisch, verständlich, kurz: völlig normal.

Problematisch wird es nur, wenn wir das Gefühl bekommen, nicht mehr ohne zu können. Und mehr noch: wenn wir die Überlastung durch Vernetzungsmedien bereits deutlich spüren, aber nichts dagegen tun oder nicht wissen, was wir dagegen unternehmen sollen. Wenn wir die Anzeichen von Stress, Unruhe und Unwohlsein zwar wahrnehmen, aber nicht aktiv dagegen vorgehen.

Dieses Buch bietet Ihnen die Chance, das zu ändern. Nehmen Sie sich und Ihr Empfinden in Bezug auf die eigene Beziehung zur Technik ernst. Ein bewusster Umgang mit Medien ist nicht nur Voraussetzung für Ihr Wohlbefinden, sondern auch für Ihre Gesundheit. Jede hier vorgestellte Übung ist ein ganz konkreter Schritt in diese Richtung. Los geht's.

Digital Detox aktiv – Erkennen Sie Ihre Gewohnheiten
Was löst Ihre Handynutzung aus? Oft ist der Griff zum Smartphone eine reine Übersprungshandlung – oder einfach eine schlechte Gewohnheit. Zeit, Ihr eigenes Handlungsmuster zu erkennen, zu hinterfragen und zu ändern. Ersetzen Sie ungesundes Online-Verhalten durch gesunde Offline-Tätigkeiten und Sie finden schnell zurück ins echte Leben. In vier Schritten gelangen Sie ganz mühelos zur digitalen Erkenntnis:

1. Erkennen Sie Ihre Gewohnheiten: Wann, wie und wo benutzen Sie Ihr Smartphone?
2. Erkennen Sie den Auslöser: Was, welches Gefühl, lässt Sie zum Handy greifen?
3. Erkennen Sie das wahre Bedürfnis dahinter: Wonach sehnen Sie sich gerade wirklich?

4. Erkennen Sie eine sinnvolle Alternative: Was würde Ihnen jetzt eigentlich guttun? Sinnloses Scrollen wird in den wenigsten Fällen die Antwort sein.

Das üben wir jetzt. Legen Sie hierfür Ihr Handy vor sich hin und warten Sie, bis Sie den Impuls verspüren, es wieder zu benutzen. Halten Sie, bevor Sie das Handy wieder aktivieren, einen Moment inne (machen Sie das ab jetzt bitte immer) und fragen Sie sich:

- Ist der Auslöser ein sozialer Grund? Zum Beispiel Einsamkeit? Besuchen Sie Ihre Mutter anstatt Facebook. Echte Familien zählen immer noch mehr als Online-Communities.
- Ist der Auslöser ein evolutionsbiologischer Grund? Haben Sie zum Beispiel Angst davor, alleine unterwegs zu sein? Tun Sie es trotzdem. Gehen Sie ohne Handy in den Zoo und erleben Sie, dass Sie im 21. Jahrhundert nicht mehr gefressen werden – ein heroisches Gefühl.
- Ist der Auslöser ein psychischer Grund? Empfinden Sie zum Beispiel eine innere Leere? Lenken Sie sich nicht online ab, sondern schreiben Sie Tagebuch und finden Sie heraus, warum Sie es nicht mit sich selbst aushalten.
- Ist der Auslöser ein neurobiologischer Grund? Sind Sie zum Beispiel schon süchtig nach Klicks und Likes? Geben Sie ersten Entzugserscheinungen nicht gleich nach, sondern nehmen Sie diese an, ohne sie zu verurteilen. Gut, dass Sie diese Suchtanzeichen erkennen. Die Wahrnehmung ist ein erster Schritt, um dagegen vorgehen zu können. Und das tun wir mit unserer ersten Challenge, bei der Sie sich belohnen – aber nicht mit dem Smartphone.

> **Digital Detox Challenge: Belohnung ohne Handy**
>
> Ein leckeres Eis an einem warmen Frühlingstag; Pommes im Freibad im Sommer; eine Tasse Tee im Herbst – oder gebrannte Mandeln im Winter. Egal zu welcher Jahreszeit Sie dieses Buch lesen, es gibt bestimmt irgendetwas, worauf Sie genau jetzt gerade Lust haben. Machen Sie eine Pause und gönnen Sie sich etwas. Genießen Sie Ihren kleinen Offline-Moment. Er ist Ihr Geschenk an sich selbst. Ihre Belohnung – ganz ohne Handy.

> 🔔 **Digital Detox Reminder**
>
> Es gibt viele Gründe, warum wir zum Smartphone greifen und sogar danach süchtig werden können. Entscheiden Sie sich dazu, dass es zumindest ein guter Grund sein sollte. Wann, wie, wo, warum und wozu benutzen Sie Ihr Smartphone? Stellen Sie sich diese W-Fragen und entwickeln Sie ein Bewusstsein für Ihre Handynutzung. Erkennen Sie das tiefere Bedürfnis, das dahintersteckt und fragen Sie sich, ob nicht eine analoge Tätigkeit dieses viel besser befriedigen kann. Indem Sie Ihre Gewohnheiten erkennen, können Sie diese ändern – und damit Ihr ganzes Leben.

2

Mensch, Maschine!

Warum alle Handys lieben und wie Sie trotzdem cool damit umgehen

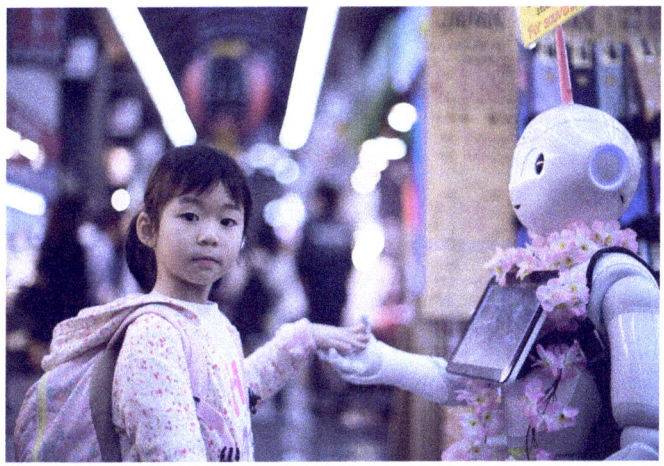

Bild: Andy Kelly, unsplash.com

> **Beispiel**
>
> Die Beziehung zu Ihrem Handy würden Sie beschreiben als …
> a) … Freundschaft: Wir sind beste Kumpel.
> b) … Feindschaft: Ich könnte es jeden Tag in die Ecke werfen.
> c) … Liebe: Wir können nicht ohne einander.
> d) … Amour fou: Wir bringen uns um den Verstand.

Sind Handys überhaupt noch cool? Gute Frage. Aber verhalten wir uns cool gegenüber Handys? Sehr gute Frage! Denn genau darum geht es in diesem Kapitel: um ein wenig mehr Gelassenheit im Umgang mit diesen blinkenden kleinen Dingern, von denen wir uns dringend emotional distanzieren sollten, um endlich wieder frei davon zu sein. Denn, zur Erinnerung: Es ist nur ein Handy. Eine Maschine also. Ein lebloses Ding, das nichts spürt. Doch das vergessen wir nur allzu schnell. Mehr noch: Wir bringen Maschinen echte Gefühle entgegen.

Wir lieben Handys
Glauben Sie nicht? Dann beantworten Sie diese Quizfrage: Sind Sie schon einmal eifersüchtig auf ein Handy gewesen? Zum Beispiel dann, wenn Sie mit Ihrem oder Ihrer Liebsten kuscheln wollen, doch anstatt Ihnen den Nacken zu kraulen, wischt er oder sie alle zwei Minuten über das Display seines Smartphones? Jede eintrudelnde SMS ist wichtiger als das Gespräch mit Ihnen? Jedes WhatsApp-Benachrichtigungsgeräusch unterbricht die Intimität eines Candlelight-Dinners? Situationen wie diese gibt es genug, man muss sich nur einmal umschauen und wir sehen Freunde, die sich abends auf ein Glas Wein verabreden, dabei aber als allererstes das Handy auf

den Tisch legen, oder Teenager, die sich am Nachmittag treffen, aber nicht miteinander sprechen, sondern lieber in ihr Handy tippen. Berühmt geworden ist ein Internetvideo, in dem ein Bräutigam den Moment seiner Trauung live twittern will und nicht nur mit seiner Braut, sondern auch mit seinem Handy vor dem Altar steht. Und auch die Hochzeit der Influencerin Chiara Ferragni mit über 23,5 Mio. Followern war ein digitales Medienspektakel – das Smartphone war Zeuge. Wenn Sie also das Gefühl haben, dass Ihr Partner sein Smartphone mehr liebt als Sie, könnten Sie – Vorsicht, unangenehme Antwort! – nicht ganz falsch liegen. Die emotionale Konkurrenz durch das Handy ist durchaus ernst zu nehmen. Denn ja, wir können Maschinen lieben. Das zeigen sogar Neuroscans: Wenn extrem handyaffine Menschen an ihr Mobiltelefon denken, aktivieren sich in deren Gehirnen die gleichen Neuronen wie beim Gedanken an ihre Liebespartner, wie Laborversuche gezeigt haben.

Fakt ist: Viele von uns gehen mit dem Handy ins Bett, stehen mit dem Handy auf, verbringen den Alltag mit dem Handy – und auf der Toilette? Da ist es meistens auch dabei. Doch warum tun wir das? Warum ist unser Mensch-Maschine-Verhältnis derart intim geworden? Warum verbringen wir mit dem Handy oft mehr Zeit als mit dem eigentlichen Partner? Und warum ist es notwendig, diese emotionale Beziehung zum technischen Medium wieder abzukühlen?

Es ist letztlich eine Lebensfrage. Was zeichnet den Menschen aus? Was macht das Leben lebenswert?

Was auch immer Ihre persönliche Antwort auf diese Frage ist, tatsächlich scheint diese Welt derzeit nichts mehr als die Technik zusammenzuhalten. Wenn wir aber vor lauter Technikaffinität unsere realen Beziehungen vergessen, unsere menschlichen Liebesbindungen vernachlässigen, berauben wir uns selbst jener Magie, die das zwischenmenschliche Leben erst besonders macht. Keine Maschine wird uns emotional, seelisch und energetisch je das geben können, was uns ein anderer Mensch geben kann. Dennoch scheint die Idee allzu verlockend – und sie beflügelt seit jeher die Künstlerfantasien.

Auch in der Kunst lieben Menschen Maschinen
Menschen, die sich in Maschinen verlieben, kommen in der Literatur häufig vor. Man denke zum Beispiel an E.T.A. Hoffmanns *Sandmann*, in dem sich der Held Nathanael in den perfekt anmutenden Automaten mit dem sprechenden und an ihre Göttlichkeit erinnernden Namen Olimpia verliebt. Doch über die Liebe des Menschen zu einem Medium ist noch kaum eine klügere Geschichte entstanden als Spike Jonzes *Her*. Der Film aus dem Jahr 2013 erzählt die Geschichte von Theodore (Joaquin Phoenix), der hauptberuflich Liebesbriefe im Namen anderer schreibt. Eine wenn auch skurrile, so doch urromantische Tätigkeit also in einer Zukunft, die so fern nicht anmutet. Denn Kern der Handlung ist die Liebesbeziehung zwischen Theodore und einem sprechenden Betriebssystem – hier Samantha genannt –, das geradezu plakativ an Apples Siri erinnert, also jene weibliche Stimme aus dem iPhone, die wir alles fragen können (was sie stets im Rahmen ihrer Möglichkeiten zu beantworten versucht). Wir beobachten Theodore, wie er sein Handy und damit Samanthas körperlose Stimme stets bei sich trägt, mit ihr spricht, mit ihr Erlebnisse und Eindrücke teilt. Samantha ist wie eine Art guter Geist aus der Flasche. Sie ist omnipräsent, sie umhüllt Theodore, sie lullt ihn ein mit ihrer Art der bedingungslosen Liebe, die durch maximales Verständnis besticht. Samantha weiß aufgrund ihrer maschinellen Auffassungsgabe auf intellektueller Ebene mehr von Theodore als es ein Mensch jemals könnte. Wenn auch ohne physische

Präsenz, so ist sie doch für Theodore *da*: Sie hört ihm zu. Sie bringt ihn zum Lachen. Sie begleitet ihn. Sie ist Teil seines Lebens. Sie beflügelt seine erotischen Fantasien. Nur dass sie kein Mensch ist. *Her* spielt das Phantasma der Mensch-Maschine-Liebe feinsinnig durch und schafft es, dem Zuschauer deren Möglichkeit tatsächlich glaubwürdig nahezubringen. In Zeiten von Onlinedating, Telefon- und Cybersex ist die Vorstellung, erotische und emotionale Regungen durch mediale Übertragung zu empfinden, ohnehin nicht mehr allzu abwegig. *Her* führt glaubwürdig vor Augen, dass uns Maschinen ein geradezu unwiderstehliches Versprechen geben können: Es ist das Versprechen einer Partnerschaft, in der wir vor Enttäuschungen sicher zu sein scheinen, weil die Maschine zur Unfehlbarkeit programmiert ist. Menschen können uns verlassen – Maschinen sollen das nicht. Soweit die Fantasie, so der narrative Topos.

Künstliche Intelligenz macht Angst
Selbstverständlich scheitert die Liebe von Theodore und Samantha letztlich doch. Selbstverständlich deswegen, weil Filme aller futuristischen Liebäugelei zum Trotz doch immer noch einen Hang zur Romantik haben, einen narzisstischen Hang dazu, dem Menschen einen unangreifbaren Platz im Kosmos zuzugestehen, ihn als unersetzlich darzustellen. Die Aussage scheint klar zu sein: Mensch bleibt Mensch, Maschine bleibt Maschine. Auch wenn die Differenz zwischen beiden in *Her* auf ein Minimum reduziert wird, so bleibt eben doch ein Unterschied bestehen. Es ist der Unterschied zwischen einem gottgeschaffenen Wesen mit Herz, Seele und Vernunft und einem menschgeschaffenen Ding, das Emotion nur imitieren, nie aber fühlen kann.

Auch Fantasien von künstlichen Intelligenzen führen uns immer wieder eindrucksvoll vor Augen, dass eine menschliche Seele nicht imitierbar – und der Mensch, seine Seele, sein Herz, letztlich nicht täuschbar – ist. Artificial Intelligence ist berechtigterweise ein gesellschaftlicher Diskurs, aber auch ein künstlerischer. Filme wie Steven Spielbergs *A.I. – Künstliche Intelligenz* (ein Roboterjunge rührt uns zu Tränen) oder Alex Garlands *Ex Machina* (eine Roboterfrau verdreht einem jungen Programmierer den Kopf und entkommt in die Freiheit) thematisieren sowohl den Reiz als auch die Gefahr, die von der Grenzverwischung zwischen Mensch und Maschine ausgehen. Je menschenähnlicher Maschinen werden, desto mehr empfinden wir mit ihnen Mitgefühl – eine unserer menschlichsten Gaben. Dabei vergessen wir oft eines: Maschinen empfinden uns gegenüber: nichts.

Mensch und Maschine verschmelzen
Über das diffizile Verhältnis von Mensch und Maschine ist, wie gesagt, schon immer viel philosophiert und fantasiert worden, nicht nur in der Science-Fiction. Dabei lässt sich die Tendenz beobachten, dass Mensch und Maschine sich immer mehr „zu Leibe rücken", sprich: Die zunehmende Verschmelzung von Mensch und Maschine ist ein gängiger Topos, der sich unter den Begriffen *Cyborgs* bzw. *Transhumanismus* fassen lässt. Der Transhumanismus reflektiert, inwiefern der Mensch über sich selbst durch Technik hinauswachsen kann. Die Defizite des Menschen sollen durch Technik überwunden werden, entstehen soll eine Art neues, durch Technik verändertes Menschengeschlecht. Solche Mensch-Maschine-Wesen – Cyborgs – dürften v. a. aus der Science-Fiction bekannt sein – Darth Vader aus *Star Wars* oder die Borg aus *Star Trek* wären Beispiele dafür. In derartigen Verschmelzungsfantasien geht Technik buchstäblich unter die Haut. Das tut sie allerdings auch heute im realen Leben schon, zum Beispiel in Form von Herzschrittmachern oder künstlichen Gelenken. Aber selbst

ohne Implantate kommt uns Technik extrem nahe. So nahe, dass wir von einem *intimen* Verhältnis sprechen können. Dabei ist die erotische Konnotation des Wortes *intim* bewusst gewählt, denn fragen Sie sich selbst: Vermissen Sie Ihr Handy, wenn Sie es einmal vergessen haben? Und wenn es bimmelt, vibriert oder klingelt, macht Ihr Herz einen kleinen Sprung? Es lohnt sich zu beobachten, was Menschen mit ihren Medien (oder diese mit ihnen) machen: Wir berühren sie, streichen sanft über ihre Oberfläche, wir halten Sie nahe an unser Gesicht, sodass sie regelrecht unsere Wangen streicheln.

Handyliebe ist Übertragungsliebe
Die Medienerotik oder die Erotik der Medien ist enorm. Und in der Tat kann die Verbindung zwischen Mensch und Medium als liebend bzw. liebesähnlich charakterisiert werden. Erklären lässt sich dies durch das psychoanalytische Modell der *Übertragung*. Im Grunde genommen lieben wir nicht das Vernetzungsgerät selbst, sondern das, wofür es steht. Wir lieben das Handy, weil es uns Liebe verspricht. Weil jedes Signal bedeutet „jemand denkt an mich", jemand schenkt mir seine Aufmerksamkeit, ich bin wichtig, ich bin nicht allein. Und hier sind wir wieder beim Dopaminkick, der süchtig machen kann.

Wenn das Mensch-Medium-Verhältnis allerdings derart emotional aufgeladen ist, bedeutet das nichts anderes, als dass die Drähte *heiß* gelaufen sind. Um im Bild der Temperatur zu bleiben, lässt sich anders formuliert sagen: Ziemlich uncool die ganze Geschichte. Denn genauso ist es. Im Kern ist diese ganze Vernetzungsangelegenheit exemplarisch uncool. Was zunächst schrecklich paradox anmutet, denn ist das neueste Smartphone nicht immer ein exemplarisches *cool tool*? Ein einfach unwiderstehliches Spielzeug? Und überhaupt, umweht Technik nicht per se eine kalte Aura des Metallischen? Im konventionellen Sinne muss die Antwort „ja" lauten.

Technik umgibt eine kühle Aura
Technik bzw. der technische Fortschritt wurde immer schon kritisch beäugt und dafür verantwortlich gemacht, die Welt zu entzaubern und zu entromantisieren. Ein gutes Beispiel hierfür ist der handgeschriebene Liebesbrief, der die E-Mail auf der Romantikskala klar toppt. Die *analoge Nostalgie* hält sich beständig in unseren Köpfen und erfährt beispielsweise im Einrichtungsstil des Regencycore – ausgelöst durch die enorm erfolgreiche Netflix-Serie *Bridgerton*, ein erstaunliches Revival. *Bridgerton* entführt uns ins Jahr 1813, wo wir der Londoner High Society beim Dating zuschauen dürfen – alles in herrschaftlichen Häusern, in denen weder die Chaiselongue noch der Stuck an der Decke fehlen darf. Auch der Modetrend Cottagecore, bei dem Blümchenkleider im Kornfeld gepostet werden, nimmt an Fahrt auf. *Clean chic*, wie ihn die Apple-Stores bis zum Exzess zelebrieren, hin oder her – scheinbar fühlen sich doch recht viele Menschen inmitten von floralen Tapeten, sehr viel weißem Porzellan und in flatternden Kleidern auf dem Land wohl. Freilich gibt auch diese Tendenz Aufschluss über zeitgenössische Befindlichkeiten. Ein Hauch Rückzug liegt in der Luft: In unsicheren Zeiten sucht der Mensch in der Idylle Sicherheit. Nicht zuletzt hat auch die Corona-Pandemie eine Stadtflucht ausgelöst.

Aber nochmal zur Coolness. Was ist das eigentlich? Jeder meint zu wissen, was cool ist und was nicht, und in der Tat kann beim Thema Coolness jeder mitreden. Zumindest irgendwie. Dass James Bond cool ist, okay, da kann man fast nicht nein sagen. Zum Beispiel, wenn er, knapp dem Tode entronnen, keine Miene verzieht, dafür aber die Manschettenknöpfe zurechtrückt. Überhaupt gilt: *Cool men don't look at explosions* (passen Sie beim nächsten Actionfilm einfach mal genau auf: Kein cooler Held dreht sich um, wenn es irgendwo knallt). Coolness ist allerdings hochgradig variabel. Das Adjektiv „cool" ist schlichtweg abgenutzt – es wird im Alltag inflationär eingesetzt. Schauen wir also genauer hin, differenzieren wir zwischen diesem Alltagscool und der Coolness im eigentlichen Sinne, denn die lässt sich durchaus wissenschaftlich greifen. So definiert der Philosoph Andreas Urs Sommer Coolness als Technik des Sich-Entziehens. Sprich: Cool ist derjenige, der in einer Sache emotional *nicht* drinsteckt, der sich schon gar nicht in irgendwas hineinsteigert, cool ist vielmehr derjenige, der eine emotionale Distanz zu den Geschehnissen bewahrt. Coolness ist zudem auch im Kontext der Macht interessant: Wen alles kalt lässt, der ist emotional unangreifbar. Der coole Held weint nicht. Wenn überhaupt, lässt er Gewalt sprechen.

Coolness verspricht Selbstbestimmtheit
Der Journalist Ulf Poschardt bezeichnet Coolness als antiödipale Distanzbewegung. Das ist besonders interessant, wenn wir uns noch einmal das Bild der digitalen Nabelschnur und den bereits oben erwähnten Ödipuskomplex vor Augen führen. Denn nochmal: Unsere Sehnsucht nach Vernetzung ist im psychoanalytischen Sinne ein ödipales Begehren. Ein Zurück in das warme, mütterliche Nest. Also genau das Gegenteil von cool und insofern problematisch, denn Coolness hat auch ihre Vorteile. Beispielsweise übten sich bereits die Stoiker in emotionaler Selbstbeherrschung, um Seelenruhe zu erlangen, um innerlich unerschütterlich zu werden. Und stoisch unerschütterlich kann nur derjenige sein, der sich seiner Leidenschaften entledigt und seine Affekte kontrolliert. Das ist erstaunlich nahe am Versprechen, das die Idee der Coolness so attraktiv macht: Denn Coolness verspricht Autonomie,

emotionale Unabhängigkeit, Selbstbestimmtheit. Genau diese Autonomie aber gilt es in unserem Verhältnis zu Medien wiederzuerlangen. Wer ein emotional aufgeladenes Verhältnis zu Handy & Co. pflegt, ist hochgradig stressgefährdet. Um im Bild zu bleiben: Wer seinen digitalen Spielsachen mit Herzenswärme verbunden ist, den können diese gar nicht kalt lassen. Nochmal: Ausgehend von einer wissenschaftlichen Definition von Coolness ist die Fetischisierung von Handys so richtig uncool. Diese Erkenntnis könnte ein Anreiz zum Umdenken sein – denn wer will schon uncool sein?

Digital Detox aktiv – Überprüfen Sie Ihre Gefühle
Es ist an der Zeit, die Gefühle, die Sie Ihren Medien entgegenbringen, zu überprüfen. Was empfinden Sie für Handy, Tablet & Co.? Legen Sie Ihr Handy neben sich. Werfen Sie einen Blick auf die folgenden Begriffe und markieren sie jene, die Ihre Emotionen bei der Mediennutzung am besten beschreiben.

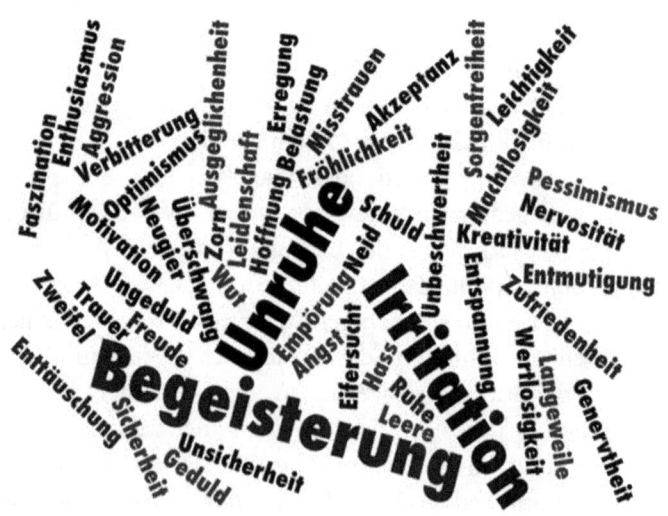

Schauen Sie nun auf die Uhr und schalten Sie Ihr Handy für die nächsten 30 Minuten ab. Werfen Sie noch einmal einen Blick auf die Abbildung und betrachten Sie Ihre ausgewählten Begriffe. Spüren Sie nach: Wie fühlt es sich an, wenn Ihr Handy aus ist? Werden Sie unruhig? Atmen Sie tief durch? Spüren Sie Entspannung und Ruhe? Beschleicht Sie ein Unwohlsein? Wenn ja, woher kommt das? Haben Sie Angst, etwas zu verpassen? Oder wissen Sie schlichtweg nicht wohin mit Ihren Händen? Fragen Sie sich: Welche der genannten Gefühle würden Sie gerne (wieder) empfinden? Und was hindert Sie daran?

Prima, wenn Sie nun wissen, wie es um Ihre Beziehung zu Ihrem Handy steht. Üben Sie sich weiter in Coolness, indem Sie mental über den Dingen stehen:

- Sie haben es nicht nötig, anderen hinterherzulaufen. Entspannen Sie sich also, wenn jemand nicht zurückruft, nicht gleich antwortet oder wenn Follower abspringen.
- Sie müssen auch nicht jedem Trend hinterherlaufen. Nur weil alle über Nacht bei Clubhouse sein wollten, heißt das nicht, dass die App cool ist. In ist auch manchmal der, der draußen und nicht drin ist.
- Sie dürfen sich jederzeit das Privileg herausnehmen, auf Nachrichten, die Sie aus der Fassung bringen, erst dann zu reagieren, wenn ihre Emotionen abgekühlt sind.

Perfekt! Und wenn Sie jetzt noch mehr emotionale Distanz zwischen sich und Ihrem Handy und allem, was damit verbunden ist, gewinnen wollen – dann viel Spaß mit der folgenden Challenge!

> **📲 Digital Detox Challenge: Abgrenzen**
>
> Nun heißt es: Grenzen Sie sich von Ihrem Handy ab!
> Wie das geht? Legen Sie es gleich jetzt außer Sichtweite. Wetten, dass es die meiste Zeit nicht weiter als eine Armlänge von Ihnen entfernt ist? Vielleicht tragen Sie es sogar manchmal durch die Wohnung mit sich herum? Denn ja, unsere Liebe zum Handy ist oftmals eine Affenliebe und es gilt: Aus dem Auge, aus dem Sinn. Verstauen Sie es an einem sicheren Ort, z. B. der Küche, und lassen Sie es dort. Die räumliche Distanzierung sorgt dafür, dass Sie es sich zweimal überlegen, bevor Sie danach greifen. Machen Sie das einen ganzen Tag lang und ziehen Sie danach Bilanz. Gar nicht so schwer, ein bisschen Abstand zwischen sich und dem Smartphone zu gewinnen, oder?

🔔 Digital Detox Reminder

Machen Sie sich klar: Selbst wenn Ihnen Ihr Smartphone die Welt bedeutet – es spürt nichts. Reflektieren Sie die Emotionen genau, die Sie Ihren Medien entgegenbringen, und machen Sie sich bewusst, dass diese Gefühle Sie täglich ernsthaft beeinflussen – nicht weniger als Gefühle anderen Menschen gegenüber. Legen Sie Ihr Handy öfter außer Sichtweite. Eine räumliche Distanz schafft auch emotionalen Abstand und das ist die Voraussetzung für eine selbstbestimmte Nutzung.

3

Herr oder Knecht

Warum uns Technologien zu Diensten sein sollten und wie Sie sich nicht vom Handy versklaven lassen

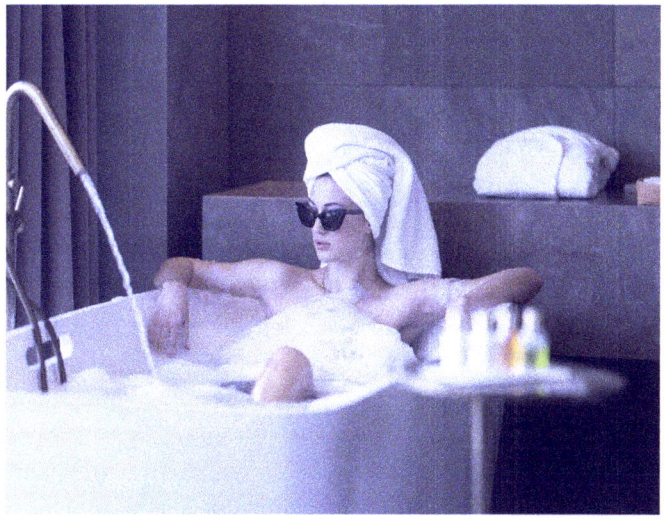

Bild: CRYSTALWEED cannabis, unsplash.com

> **Beispiel**
>
> Wenn Ihr Handy nicht so will wie Sie, …
>
> a) … denke ich mir: Recht hat es.
> b) … starte ich auf Twitter eine Debatte darüber.
> c) … werfe ich es in die Ecke.
> d) … kaufe ich mir sofort ein neues.

Spüren Sie schon, wie Sie sich Schritt vom Schritt vom Handy lösen können? Und wie befreiend sich das anfühlt? Wunderbar. Autonomie tut gut. Und um die Zurückeroberung der Unabhängigkeit gegenüber digitalen Medien geht es auch in diesem Kapitel.

Erinnern wir uns nochmals daran, was ein Handy *eigentlich* ist. Ein Ding, eine Maschine. *Eigentlich* sollte es unnötig sein, diese offensichtliche, ja banale Sache explizit zu betonen. Aber die Tatsache, dass wir an dieses Ding oftmals dermaßen unser Herz hängen, dass unser Leben daran zu hängen scheint, macht es mehr als notwendig, genau das, die Dinglichkeit des Mediums, in Erinnerung zu rufen. Ein Handy, ein Computer ist *kein* Mensch. Diese Dinge mögen blinken und klingeln und vibrieren, ja sogar sprechen, aber sie atmen nicht, sie fühlen nicht, sie haben weder Herz noch Seele. Es war Oscar Wilde, der einmal gesagt hat, alles im Leben drehe sich um Sex. Außer Sex, denn dabei ginge es um Macht. Vielleicht dreht sich im Leben aber noch mehr um Macht als nur um Sex. Jedenfalls schwingt die Frage nach der Machtposition in sehr vielen zwischenmenschlichen Begegnungen mit (und nicht nur in jenen tatsächlich sexueller Art). Was bedeutet das für die Mensch-Medium-Beziehung? Folgendes: Maschinen wurden entwickelt, um dem Menschen zu helfen, ihn zu unterstützen, kurz: ihm zu dienen. Sie sollten die Mängel des Menschen kompensieren. Denn der Mensch ist ein schrecklich mangelhaftes Wesen, ja: ein Mängelwesen, so der Anthropologe Arnold Gehlen.

Technik soll uns unfehlbar machen
Krönung der Schöpfung hin oder her, er ist in vielerlei Hinsicht sogar den Tieren unterlegen. Er kann nicht sonderlich schnell oder besonders ausdauernd laufen, gut hören oder weit sehen. Auch mit der physischen Kraft des Menschen ist es nicht allzu weit her. Der Mensch besitzt aber eine einzigartige Fähigkeit: die Fähigkeit, seine Umgebung den eigenen Bedürfnissen anzupassen, die Fähigkeit Dinge zu erschaffen, um die angesprochenen diversen Unzulänglichkeiten auszugleichen. Seien es nun Brillen und Hörgeräte für Sicht und Hörsinn, Fahr- und Flugzeuge für die Fortbewegung oder Hebel, Baumaschinen und Waffen für die physische Kraft. Mit anderen Worten: Die Technik ist der Schlüssel zum Ausgleich für das, was dem Menschen von Natur aus als fehlend erscheint. Die Technik dient dem Menschen in derart verschiedener und vielfältiger Weise, dass es kaum möglich sein dürfte, alles komplett auseinanderzudividieren. Das ist, vor allem wenn man ein Faible für speziesübergreifende Gleichberechtigung hat, gar nicht so unproblematisch. Denn mit Maschinen gehen immer schon auch Unterwerfungsfantasien einher, die gar nicht so ohne sind. Ein typisches Beispiel sind all die Fantasien des weiblichen Maschinenkörpers, die in der Literatur weit verbreitet sind, von Pandora aus dem griechischen Mythos, die bereits erwähnte Olimpia aus E.T.A. Hoffmanns *Sandmann* über Ira Levins *Die Frauen von Stepford*. Im letztgenannten Roman zum Beispiel gelangt die Geschäftsfrau Joanna Eberhart nach Stepford, einem kleinen Wohnort, in dem ein wahres Heile-Welt-Idyll herrscht. Der Grund: Alle Frauen sind in Maschinen verwandelte Menschen

und spielen die Rollen der perfekten Hausfrauen in vollkommener Weise. Sie sind dem Ehemanne untertan. Das geht zwar nicht bis zum Ende gut, aber immerhin ein Weilchen (sobald die Frauen wieder wahre Menschen sind, schmeißen sie den Putzkübel schleunigst in die Ecke. Besen, Besen sei's gewesen). Was in diesem und den übrigen genannten Beispielen aber klar wird, ist eins: In all diesen Fiktionen sind die Maschinen die Sklaven der Menschen. Gleichberechtigung etc. sucht man vergeblich.

Viele Menschen fühlen sich vom Handy versklavt
Das hat sich gedreht. Zumindest im Hinblick auf die digitalen Medien. Denn die Klage darüber, dass der Mensch nicht mehr Herr der Maschine ist, sondern deren Knecht, wird immer lauter. Plakativ lauten Schlagzeilen: „Wir sind Sklaven unserer Smartphones geworden" (Die Welt), „Die Smartphone-Sklaven" (Der Spiegel), „Digitale Sklaventreiber" (Süddeutsche Zeitung) oder „Nur Sklaven sind ständig erreichbar" (Cicero). Intellektuelle wie Frank Schirrmacher bekunden ihr Unbehagen über all die medienbedingte Informationsflut. So schreibt er in *Payback*, er werde davon regelrecht „aufgefressen". Medienwissenschaftlerin Miriam Meckel stimmt in *Das Glück der Unerreichbarkeit* in diese Klage ein: „Kritisch betrachtet war ich zum Sklaven meiner technischen Vernetzung geworden". Auch hier gibt es zahlreiche Filmbeispiele, die dystopische Zukunftsvisionen zeigen, in denen die Maschinen den Menschen versklavt haben. Denken Sie beispielsweise an *Matrix* oder die *Terminator*-Filme: So wird in *Matrix* der Menschheit unsere „Realität" lediglich vorgegaukelt, um von der tatsächlichen abzulenken, in der Menschen als Batterien gehalten werden, die den Energiebedarf der Maschinen decken. Zentraler Punkt der *Terminator*-Reihe ist der Versuch, eine Unterdrückung der Menschheit durch die Maschinen mittels Zeitreise abzuwehren, bevor

diese stattfinden kann. Die Attraktivität dieser Filme, also ihre Beliebtheit beim Zuschauer, muss nicht zwangsläufig bedeuten, dass solche Vorstellungen eines Tages Wirklichkeit werden, sie macht aber die Brisanz dieser Problematik deutlich.

Beobachten Sie sich selbst und Ihre Umwelt und sehen Sie *genau* hin. Fragen Sie sich:

- Springen Sie, wenn das Handy klingelt?
- Spüren Sie den Druck, zeitnah zu antworten, wenn Sie eine E-Mail erhalten?
- Können Sie widerstehen nachzuschauen, wer Ihnen geschrieben hat, wenn Sie das SMS-Signal hören?
- Gibt Ihnen Ihr Handy den Takt vor oder bestimmen Sie, wann Sie wie kommunizieren wollen?
- Kurz: Sind Sie Herr über Ihre Kommunikationsmedien – oder sind Sie deren Knecht?

Jedes Handysignal bedeutet Aufmerksamkeit
Der Grund, warum wir uns den Vernetzungsmaschinen gegenüber so anders verhalten als zum Beispiel gegenüber Spül- oder Waschmaschinen, ist das dahinterstehende Prinzip der *Empathie*. Natürlich sind auch andere Maschinen mit einem attraktiven Versprechen aufgeladen – dafür sorgt besonders die Werbeindustrie. So erzählt uns die Waschmittelwerbung, dass das Herumtollen im Sonnenschein mit blütenreiner Wäsche gleich noch viel mehr Spaß macht, die Spülmittelwerbung, dass man mit kristallklaren Gläsern schon mal einen netten Nachbar kennenlernen kann, und die Autowerbung, dass man sich besonders männlich fühlen kann, wenn man mit einem passenden Auto durch die Wildnis fährt, die Reifen durch den Dreck rollen und der Schlamm spritzt. Eigentlich alles ganz einfach. Diese von der Werbung erzählten Geschichten funktionieren beim Konsumenten auch

weitestgehend. Trotzdem verblassen all diese Bilder von wehender weißer Wäsche, flirtenden Frauen auf Geschirrspülmaschinen oder Alphamännern am Steuer gegenüber den Geschichten, die uns Vernetzungsmedien erzählen. Denn die Bedeutung jedes Signals, das aus diesen Geräten kommt, lässt sich herunterbrechen auf die Sätze: Jemand denkt an mich. Jemand schenkt mir seine Aufmerksamkeit. Und im besten Fall: Jemand liebt mich.

Gegen diesen empathischen Dreiklang kommt nichts an. An Gedankenübertragung konnten wir früher nur glauben, heute können wir Gedanken gewissermaßen sichtbar machen. Pling macht das Handy und dieses Pling ist in letzter Konsequenz ein *Liebessignal.* Es heißt: Irgendjemand sendet mir einen Gedanken. Über Raum und Zeit hinweg werden – zwar technisch, aber fast magisch anmutend – Gedanken ausgetauscht. Wenn das kein Wirklichkeit gewordener Science-Fiction-Traum ist. Der Mensch als emotionales Wesen durch und durch steht im Bann dieses empathiegenerierenden Mediums. Er giert nach dem kleinen, aber stetigen Liebeskick – dem Dopaminkick, der süchtig machen kann. Das ist verständlich. Der sich nach Aufmerksamkeit, Zuwendung, Liebe sehnende Mensch hat eine Maschine erschaffen, die ihm all das verspricht. „Sklave" des Handys zu sein bedeutet daher, seinem eigenen Drang nach Anerkennung zu erliegen. Es bedeutet, dass sich der Mensch nicht freimachen kann von dem Wunsch, gewürdigt, bedacht, nicht vergessen zu werden.

Unser Umgang mit Medien ist das Problem
Der durch Vernetzungsmedien erzeugte Zwang ist letztlich ein sozialer Zwang: Wer nicht zeitnah auf eine Nachricht reagiert, dem droht (vermeintlich) der Liebesentzug. Fassen Sie sich an die eigene Nase. Waren Sie auch schon mal genervt, wenn Sie lange auf eine Antwort warten

mussten? Enttäuscht, weil der andere nicht zurückschreibt? Haben Sie daraus Konsequenzen gezogen? Vielleicht sogar den Kontakt abgebrochen? Es ist wichtig festzustellen, dass die Maschine nicht die geringste Schuld an dieser Problematik trifft. Nicht die Medien sind schuld – unser Umgang mit ihnen ist verkehrt. Auch und gerade im Kontext der Herr- und-Knecht-Thematik gilt es festzustellen: Es handelt sich auch bei Missverständnissen um zwischenmenschliche, soziale Probleme. Fühlen wir uns als Sklave unserer Handys, sind wir im Grunde genommen Sklaven der anderen oder noch genauer: unserer selbst und unseres eigenen Wenn-ich-jetzt-nicht-reagiere-hat-mich-keiner-mehr-lieb-Denkens.

Eine Maschine kann nichts tun, wozu sie nicht programmiert wurde. Und alle Verschwörungstheorien außer Acht lassend: Kein Handy dieser Welt wurde dazu programmiert, die Menschheit zu unterjochen. Der Mensch ist schön selbst dran schuld. Aber hier kommt die gute Nachricht: Er kann sich auch wieder selbst aus diesem Schlamassel befreien.

Digital Detox aktiv – bleiben Sie der Boss
In diesem Übungsteil geht es um die Rückgewinnung Ihrer Autonomie. Diese haben viele von uns verloren. Um Ihr Handy selbstbestimmt zu nutzen, nehmen Sie die Rolle des Herrn ein und stellen Sie sich, wann immer Sie es zur Hand nehmen, die Leitfrage:

Ist mir das Smartphone jetzt zu Diensten?
Wenn es Ihnen bei irgendetwas hilft, Ihnen eine Tätigkeit erleichtert, Ihnen gute Gefühle bereitet, prima. Wenn Sie keinen Mehrwert davon haben, es ihnen nichts bringt außer Stress, legen Sie es weg. Das gilt auch für die sich fortlaufend beschleunigende Kommunikation, die uns zunehmend unter Druck setzt. Wenn wir uns fragen,

warum die Mediennutzung immer stressiger geworden ist, so liegt das vor allem an einem grundlegenden Paradigmenwechsel: Wenn früher das Telefon (also das altmodische Ding mit Wählscheibe) klingelte und man nicht da war, so hatte dies im Grunde keine Konsequenz. Kein Display zeigte den verpassten Anruf an und geht man davon aus, dass man keine Haushälterin hatte, die die Anrufe entgegennahm, wurde einem auch nicht jeder Kontaktversuch mitgeteilt. War man nicht da, war man nicht da. Oder frei nach Gertrude Stein: Unerreichbar ist unerreichbar ist unerreichbar ist unerreichbar. Die Verantwortung für die Kommunikation – und damit auch der damit verbundene Stress – lag also beim Anrufenden – wollte der uns etwas mitteilen, musste er wohl oder übel ein andermal erneut anrufen.

Heute (genauer gesagt: seitdem der Anrufbeantworter in unserem Leben Einzug gehalten hat) ist das freilich anders. SMS und Push-Mitteilungen benachrichtigen uns über verpasste Anrufe. Unsere Mailbox springt an, wenn wir mal nicht können, und pocht dann auf ihr Recht, abgehört zu werden. E-Mails und Nachrichten nehmen ohnehin keine Rücksicht auf unser Befinden und trudeln munter ein. Somit wird Ihnen der Kommunikationsball zugespielt – ob Sie wollen oder nicht. Die Verantwortung zur Kommunikation liegt heute beim Empfänger. Doch wie Sie mit dieser Verantwortung umgehen, liegt auch an Ihnen.

- Als oberste Regel gilt: Kommunizieren Sie selbstbestimmt. *Antworten Sie, wann Sie wollen.*
- Auch kurze Antworten sind okay, die Druck aus der Kommunikationsgeschwindigkeit nehmen, zum Beispiel ein „Melde mich später. Viele Grüße", ein schnelles „Ok", ein knappes „Ja" oder „Nein". Sie müssen nicht immer ganze Romane produzieren.

- Nicht gleich zu antworten ist nicht gleichzusetzen mit Unhöflichkeit. Wenn Sie während Ihrer Tätigkeiten bzw. Ihrer Arbeit nicht unterbrochen werden wollen, können Sie für sich auch feste Kommunikationszeiten, quasi Ihre individuellen „Sprechzeiten" bestimmen, zum Beispiel fünf Minuten vor jeder vollen Stunde. Oder Sie lassen Ihre Kontakte wissen, dass Sie beispielsweise Ihre E-Mails nur einmal am Tag durchsehen. Zu wissen, dass jemand nicht sofort, aber dafür verlässlich innerhalb von 24 Stunden antwortet, gibt dem Gegenüber mehr Planungssicherheit, als wenn Sie in der Kommunikationsflut untergehen und auf diese Weise wichtige Nachrichten verpassen oder vergessen.
- Für alle Kommunikationen, die Pflicht und kein privates Vergnügen sind, also in die Kategorie „nervig" und „muss-erledigt-werden" fallen, gilt der *1-min-Grundsatz:* Im Grunde genommen ist alles okay, was innerhalb einer Minute erledigt ist. Das heißt, die Kommunikation sollte nach spätestens 60 Sekunden abgeschlossen sein.
- Stellen Sie sich die Frage: Was passiert, wenn Sie einmal nicht erreichbar sind? Die Antwort ist verblüffend einfach: überhaupt nichts!

Und dieses befreiende Gefühl der Unabhängigkeit üben wir jetzt gleich mit folgender Challenge weiter, mit der Sie sich noch mehr von digitalen Zwängen lösen:

> **Digital Detox Challenge: Ablenkung und Belastung**
>
> Was hilft gegen innere Zwänge? Ablenkung und Belastung! Wer viel zu tun hat, hat gar keine Zeit, sich über ständige Erreichbarkeit Gedanken zu machen – denn man hat ja schließlich Besseres zu tun. Daher: Suchen Sie sich eine richtige Aufgabe, die Sie erfüllt oder die Sie schon lange vor sich hergeschoben haben. Muss zum Beispiel das

Haus renoviert werden? Spitze. Fangen Sie heute mit Ihren Plänen an. Muss eine Familienfeier oder die nächste Reise geplant werden? Grandios, los geht's. Legen Sie Ihr Smartphone weg und sich ins Zeug. Langeweile zählt jetzt nicht mehr als Handytrigger, denn für die nächsten Stunden sind Sie beschäftigt. Wetten, dass Sie am Ende des Tages erfüllt sind und kein schlechtes Gewissen haben, wenn Sie Anrufe verpasst haben?

♣ Digital Detox Reminder

Sie sind der Souverän in Ihrem Leben. Übernehmen Sie die Kontrolle. Ihre Kommunikationshoheit liegt bei Ihnen. Machen Sie sich bewusst, dass viele Zwänge („ich muss antworten", „ich muss erreichbar sein") selbst auferlegte Zwänge sind. Befreien Sie sich davon, indem Sie die Autonomie über Ihre Kommunikation bewahren und immer selbstbestimmt bleiben. Sie entscheiden, wann und wie Sie kommunizieren möchten. Um Stress zu vermeiden, *kommunizieren Sie Ihre Kommunikation*. Lassen Sie Familie, Freunde und Kollegen wissen, dass es nicht böse gemeint ist, wenn Sie sich nicht oder später zurückmelden. Erklären Sie Ihr Kommunikationsverhalten, sodass erst gar keine Missverständnisse entstehen.

4

Mehr Minimalismus, bitte!

Warum Sie durch weniger Online-Konsum an Lebensfreude gewinnen und wie Sie digital aufräumen

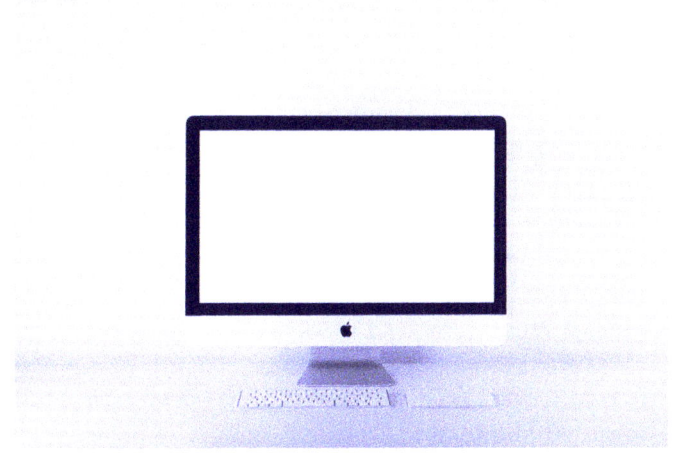

Bild: Quaritsch Photography, unsplash.com

> **Beispiel**
>
> Wenn Sie Ihren Desktop anschauen …
>
> a) … sehe ich vor lauter Dateien den Screen nicht mehr.
> b) … sind zehn Tabs offen, irgendwas blinkt und ich weiß nicht, woher die nervige Musik kommt.
> c) … werde ich an meinen Keller erinnert. Sieht genauso schlimm aus.
> d) … hypnotisiert mich das fluoreszierende Licht meines neuen Bildschirmschoners.

Haben Sie auch schon mal einer digitalen Präsentation der Italienreise von Onkel Klaus beigewohnt und auf gefühlt 50 der 400 Fotos denselben Kirchturm aus unterschiedlichen Perspektiven geboten bekommen? Klarer Fall dafür, dass weniger mehr ist. Genau das ist das Grundprinzip des Minimalismus. Ein Gedanke, der sich ideal auf die Digitalisierung übertragen lässt, denn ganz im Sinne des digitalen Minimalismus gilt: Weniger online ist mehr Leben. Und das gilt im Grunde immer. Kleiner Realitycheck: Wann fühlen Sie sich lebendiger: Nach einer Stunde an der frischen Luft oder vorm Bildschirm? Eben. Wenn Sie also die Wahl haben zwischen mehr oder weniger Handy, sollte die Entscheidung klar sein.

Aber was genau ist Minimalismus und wie funktioniert er? Fragen wir nach bei einem, der es wissen muss: Christof Herrmann, Deutschlands erfolgreichstem Minimalismus-Blogger (www.einfachbewusst.de) und Autor des Ratgebers „Das Minimalismus-Projekt".

4 Mehr Minimalismus, bitte!

Lieber Christof, Was ist Minimalismus eigentlich genau?

Beim Minimalismus geht es darum, den Ballast ausfindig zu machen und ihn dann nach und nach loszuwerden. Jeder Mensch definiert Ballast unterschiedlich. Meist hat er mit materiellem Überfluss, unnötigen Aufgaben und negativen Beziehungen zu tun. Dabei gibt es keine festen Regeln. Man muss nicht ausmisten, bis nur noch 100 Gegenstände übrig sind. Man muss sich nicht von allem und allen zurückziehen. Man schafft lediglich Zeit und Raum für die Dinge, Aktivitäten und Menschen, die einem wichtig sind.

Was habe ich davon, minimalistisch zu leben?

Jeder erlebt die Vorteile dieser Lebensweise ein wenig anders. Sie führt aber oft zu mehr (Lebens)zeit, mehr Platz und Ordnung, mehr finanzielle Freiheit, mehr Achtsamkeit, mehr Nachhaltigkeit, mehr individuelle Freiheit sowie mehr Zufriedenheit.

Wie erklärst du dir den Trend, den Minimalismus gerade erfährt?

Wir haben in vielen Bereichen nicht nur genug, sondern zu viel. Zu viel Kram, zu viele Termine, zu viel Auf-den-Bildschirm-starren, zu viele Bekanntschaften, zu viel im Kopf. Beim Minimalismus geht es darum, wieder zu einem gesunden menschlichen Maß zurückzukehren.

Online-Shopping, Binge Watching – im Internet feiern wir regelrechte Konsumorgien. Warum ist Minimalismus gerade im digitalen Zeitalter wichtiger denn je?

Das digitale Zeitalter und das Internet können wir nicht rückgängig machen. Und es führt auch zu neuen interessanten Möglichkeiten und Kontakten. Allerdings sollten wir nie vergessen, dass das wahre Leben offline stattfindet. Minimalismus hilft dabei, dies zu erkennen und dann öfter Nein zur digitalen Welt zu sagen.

Digitales Aufräumen macht Spaß
Man kann lernen, zur digitalen Welt öfter Nein zu sagen, digitalen Ballast abzuwerfen und dadurch an Lebenszeit und Glück zu gewinnen. Aufräumen macht Spaß! Und damit Sie diese Freude erleben können, eignen Sie sich eine bewusste, spielerische Herangehensweise an. Diese ist entscheidend. Denn wenn Sie Fotos hauptsächlich mit dem Smartphone machen und inzwischen eine beträchtliche Sammlung in ihrer digitalen Fotobibliothek angehäuft haben (fast wie Onkel Klaus also!), aber hin und wieder wehmütig an die Zeit zurückdenken, in der man ein Album mit fünfzig ausgewählten Bildern durchblättern konnte; oder wenn Sie erst einmal jede Datei, die Ihnen unter die Finger kommt, auf dem Desktop speichern und inzwischen den Überblick verloren haben, so sind Sie mit diesen Problemen nicht allein. Digitalisierung kann sehr leicht zu Chaos führen, weil wir dazu neigen, mit unseren Computern und Handys dieselben Fehler zu wiederholen, wie wir sie mit unseren Schränken machen – und das beschwert uns (kleines Gedankenspiel: Stellen Sie sich einen Keller voller Gerümpel vor und einen aufgeräumten – was fühlt sich besser an?). Einen Vorteil hat das Digitale aber: Das Ausmisten und Ordnung halten ist hier ungleich leichter. Es ist sogar kinderleicht. Denken Sie an Mary Poppins: Das magische Kindermädchen musste zum Aufräumen nur Schnipsen. Sie müssen für das digitale Aufräumen nur Klicken. Nutzen Sie diese Chance – und gehen Sie mit Leichtigkeit heran. Haben Sie Freude am Umgang mit Technik (Digital Detox ist ja keineswegs technikfeindlich, sondern plädiert lediglich für einen bewussten Umgang damit): Wer verbissen versucht, Ordnung zu schaffen, wird diese weder dauerhaft etablieren können noch offen genug darüber nachdenken, um ein gutes, passendes System zu schaffen.

Digitale Ordnung lohnt sich

Anders als ihre Verwandten in der materiellen Welt brauchen digitale Fotoalben und Ordner voller Dokumente keinen Platz (vom Speicher auf Ihrer Festplatte oder in der Cloud einmal abgesehen). Warum sollte man diese also überhaupt aufräumen? Jeder, der schon einmal eine Steuererklärung mit loser Blattsammlung oder einem Ordner, in den alle wichtigen Dokumente in beliebiger Reihenfolge geheftet sind, gemacht hat, weiß wie anstrengend es ist, das gerade Benötigte zu finden und dabei die Übersicht zu behalten. Mit digitalen Dokumenten und Ordnern ist es genauso: Wer hier Ordnung hält, arbeitet nicht nur schneller, sondern auch effektiver. Und nicht nur das – wer nicht direkt beim Aufklappen des Laptops von einer Unzahl an Icons erschlagen wird, sondern wen ein aufgeräumter oder sogar leerer Desktop begrüßt, der fühlt sich nicht nur freier im Umgang mit dem Gerät, sondern hat auch mehr Zeit und Raum für das, was zählt.

Sie denken, Sie können das nicht? Und wie! Wer einen Schrank aufräumen kann, der kann auch ein Handy aufräumen. Denn kurz gesagt: Elektronische Dinge sind im Grunde gar nicht so anders als andere Dinge, die uns umgeben. Ordnung mag am Handy oder Rechner vielleicht nicht das halbe Leben sein, sie lohnt sich aber – und ist, wenn man ein paar einfache Grundregeln befolgt, viel leichter zu bewerkstelligen.

Lassen Sie uns zunächst ein paar einfache Grundsätze festlegen.

- **Weniger Digitales:** Überprüfen Sie, welche Dateien, Fotos, etc. Sie wirklich brauchen.
- **Wenn digital, dann richtig:** Gewöhnen Sie sich eine gute Ordnerstruktur und Dateibenennung an.
- **Bewusster Umgang mit Technik:** Setzen Sie technische Hilfsmittel gezielt und nicht unhinterfragt ein.

Sind Sie bereit, digitalen Ballast abzuwerfen? Dann geht's los mit einer Runde Digital Decluttering.

Digital Detox aktiv – Misten Sie aus

- Löschen Sie regelmäßig Dateien, Fotos usw., die Sie nicht mehr benötigen. Sie können auch so verfahren, dass Sie Dateien, die Sie nicht dauerhaft behalten wollen, gar nicht erst fest auf Ihr System lassen, sondern einen Extraordner dafür bereithalten, dessen Inhalt Sie dann bedenkenlos – und häufig! – löschen können. Ein Downloadordner oder auch der Desktop bieten sich hierfür an, sofern Sie letzteren nicht komplett frei von Dateien halten wollen (das wäre die besondere Empfehlung dieses Buches an Fortgeschrittene).
- Wichtig ist: Überlegen Sie sich eine Struktur, wie Sie Ihre Dateien organisieren möchten. Diese soll so komplex wie nötig aber so einfach wie möglich sein. Dasselbe gilt für die Benennung von Dateien. Als Vorschlag oder Anregung könnten Sie z. B. alle Dateinamen stets mit dem Datum in umgekehrter (d. h. amerikanischer) Zählweise beginnen lassen, sodass sich diese leicht finden und sortieren lassen (z. B. also nach dem Schema JJMM_Dateiname, also „2112_Liebesbrief"). Was aber nicht mehr benötigt wird, sollte – unabhängig davon, wie schön es benannt ist – immer gelöscht werden.
- Löschen Sie Apps, die Sie nicht brauchen. Wenn Sie eine neue App ausprobieren, löschen Sie diese wieder, wenn Sie nicht sicher sind, ob sie etwas für Sie ist – lassen Sie sie auf keinen Fall „erst einmal" auf Ihrem Gerät. Gehen Sie auch hier regelmäßig alle Apps durch und prüfen Sie, welche Sie wirklich nutzen – oder für welche es eine Website mit derselben Funktionalität gibt – und welche Sie löschen können (das gilt auch

für vorinstallierte Apps). Je schlanker Ihr System, desto mehr Freude werden Sie bei der Nutzung haben.

- Löschen Sie Accounts und Onlinekonten, die Sie nicht brauchen – überlegen Sie, auf welche Dienste Sie verzichten können. Bei Diensten, die Sie nicht mehr nutzen, sollten Sie Ihr Konto löschen (meistens gibt es die Funktion auf der Website) oder löschen lassen (sofern es die Funktion nicht gibt, oder Sie sie nicht finden können), indem Sie den Kundendienst anschreiben (Fortgeschrittene haben hierfür eine Vorlage parat). Lassen Sie auf keinen Fall nicht genutzte Accounts bestehen – nicht nur bringt jedes bisschen weniger hier ein Mehr an Übersicht in Ihr digitales Leben, jeder zusätzliche Account stellt auch ein potenzielles Sicherheitsrisiko und ein Einfallstor für die werberelevante Auswertung Ihrer Daten dar.
- Löschen Sie *gerade* Apps und Accounts, die Sie oft benutzen! Der Kniff dabei liegt darin, sich zu fragen, ob man mit der eigenen Nutzung dabei zufrieden ist oder ob es sich eher um einen Zeitfresser handelt, der einen im Grunde unglücklich macht. Apps und Mobile Games sind darauf ausgelegt, möglichst viel „Engagement" beim Nutzer auszulösen – Suchtalarm inklusive.
- Setzen Sie sich mit E-Mail-Filtern auseinander. Diese bietet fast jeder Maildienst und Sie können damit ganz gezielt bestimmte Arten von Mails (alle mit einem bestimmten Betreff, von bestimmten Absendern etc.) auf besondere Weise behandeln lassen. So können z. B. alle Bestellbestätigungen Ihres Lieblingsonlineversandhauses direkt als gelesen markiert und – vorbei am Posteingang – archiviert werden (denn Sie wissen ja hoffentlich auch ohne E-Mail, dass Sie eben etwas bestellt haben).

Reduzieren Sie Nachrichten
Super. Fühlen Sie schon unbeschwerter? Weiter geht's mit der Reduzierung von Konsum – denn Konsum macht, wenn überhaupt, nur kurzzeitig glücklich. Beginnen wir mit dem Nachrichtenkonsum. Nachrichten oder, sofern man den Begriff um Boulevard usw. erweitert, „News", sind insbesondere in digitaler Form darauf ausgelegt, Klickzahlen zu generieren. D. h. sie versuchen zu emotionalisieren, sind schnelllebig und haben wenig Bestand – Drama klickt sich eben gut. Die ständige Nachrichtenflut aber stresst und kann krank machen – nicht wenige sind News-Junkies (erwischt?). Daher:

- Deaktivieren Sie Eilmeldungen. Sie erfahren alles früh genug.
- Checken Sie die News nicht alle fünf Minuten, sondern zu festgelegten Zeiten, idealerweise nicht öfter als einmal täglich. Gehen Sie ohne permanent upgedatete Katastrophenmeldungen beschwingter durch den Tag?
- Zelebrieren Sie die Entschleunigung und abonnieren Sie wieder eine Tageszeitung.

Minimieren Sie Benachrichtigungen
Für die meisten Handynutzer noch weitaus problematischer als Nachrichten sind aber Benachrichtigungen – ein enormer Stressfaktor (nicht nur, wenn es beim Sitznachbarn in der U-Bahn permanent bimmelt, klingelt und vibriert, sondern auch bei einem selber). Zum Glück hat sich hier im Vergleich zu den frühen Smartphonetagen viel getan und Sie können auch diesen Stress mit wenigen Klicks loswerden:

- Deaktivieren Sie Push-Benachrichtigungen. Sowohl unter iOS als auch bei Android-Systemen müssen Apps zumindest beim ersten Mal auch um Erlaubnis fragen,

ob sie uns generell überhaupt Benachrichtigungen schicken dürfen – die Standardantwort sollte in den meisten Fällen „Nein" lauten.
- Noch mehr empfehlen sich Anpassungen, die generell alle Benachrichtigungen betreffen (Ausnahmen lassen sich immer festlegen), z. B. darüber, wann welche Benachrichtigungen *gebündelt* erscheinen sollen (unter iOS gibt es z. B. die Funktion „geplante Übersicht", für Android separate Apps wie beispielsweise Daywise). So können Sie nicht ganz so wichtige Mitteilungen z. B. zweimal täglich gruppiert zustellen lassen – und haben so weniger Störungen in Ihrem Alltag und etwas mehr Ruhe und Entspannung.
- Melden Sie sich von Newslettern ab – für den Großteil haben Sie sich vermutlich nie registriert.
- Entdecken Sie einen neuen Freund, den Flugmodus: Haben Sie keine Scheu, ihn auch dann zu benutzen, wenn Sie gerade keine Flugreise unternehmen. Kaum eine Nachricht ist so wichtig, dass es nicht genügt, wenn Sie erst ein, zwei Stunden später darauf reagieren.

Nutzen Sie die Smartwatch unbeschwert
„Es gehört Klarheit und Mut dazu, seinen ganz persönlichen Ballast ausfindig zu machen, sich dann davon zu lösen – und dabeizubleiben. Minimalismus ist kein Zustand, sondern ein Weg, den man sein Leben lang geht", erklärt Christof Herrmann. Und auf unserem Weg begleiten uns längst nicht mehr nur Smartphones, sondern auch Smartwatches. Daher an dieser Stelle noch ein Wort dazu – denn diese sollen Ihr Leben auf keinen Fall zusätzlich beschweren: So gut wie alle Smartwatches und auch Fitnesstracker sind im Auslieferungszustand, also wenn man sie neu in Betrieb nimmt, so eingestellt, dass sie sämtliche Mitteilungen des Smartphones spiegeln. D. h. wenn sich normalerweise eine Benachrichtigung auf

Ihr Telefon bekommen würden, dass Sie eine neue E-Mail bekommen haben, meldet sich stattdessen Ihre Uhr und macht Sie freundlich darauf aufmerksam. Das mag auf den ersten Blick praktisch erscheinen, trägt aber nicht zur Lösung des Problems bei, dass die allermeisten Menschen zu viele Benachrichtigungen erhalten. Stattdessen spricht aber viel dafür, eine Smartwatch als gesondertes Gerät – zum Beispiel als Gesundheitstool – wahrzunehmen und zu überlegen, wie sie sich am sinnvollsten einsetzen lässt. Je näher Ihnen ein technisches Gerät ist, umso mehr lohnt es sich, dieses, auch in den Kleinigkeiten, genau an Sie und Ihre Bedürfnisse anzupassen. Wer sich hier nicht ausreichend Zeit nimmt und sich Gedanken darüber macht, in welcher Weise er seine Smartwatch einsetzen möchte, läuft Gefahr, am Ende nur ein weiteres Gerät bei sich zu tragen, das mehr Nerven (und natürlich auch Geld) kostet, als es Nutzen bringt. Nehmen Sie daher die Chance wahr, eine Smartwatch z. B. vor allem für die körperliche Fitness oder als Meditationshilfe zu nutzen, oder als Begleiter für Musik, Hörbücher oder Podcast – allesamt Bereiche, bei denen es darauf ankommt, ungestört zu sein. Wenn sich dann in Ihrem Alltag Möglichkeiten bieten, in denen Ihnen eine Smartwatch mehr Entspannung bringen kann, lohnt es sich evtl., ihr einen Platz in Ihrem Leben einzuräumen. Bedeutet sie hingegen in irgendeiner Weise mehr Stress, sollten Sie die Finger davon lassen.

Sind Sie nach all dem Löschen, Reduzieren, Minimieren und Aufräumen noch fit für eine kleine Challenge? Dann viel Spaß!

🎁 Digital Detox Challenge: Shoppen im eigenen Fundus

Falls Sie ein Shopping-Fanatiker sind und der Postbote täglich dreimal klingelt, machen Sie es wie Christof Herrmann und shoppen Sie stattdessen im eigenen Fundus. Der Minimalismus-Experte rät: „Wenn ich einen Kaufimpuls verspüre, der über Lebensnotwendiges wie Lebensmittel hinausgeht, überlege ich mir, ob ich den oder einen ähnlichen Gegenstand nicht schon besitze. Dann stelle ich fest, dass mein Kleiderschrank gut gefüllt ist oder dass ich Bücher besitze, die ich noch nicht gelesen habe." Bestellen Sie einen Monat nichts bei Amazon, Zalando & Co. und probieren Sie aus, wie sich das anfühlt. Ist es nicht schön, wenn man nicht immer bei der Retourenstelle mit schweren Päckchen anstehen muss?

🔔 Digital Detox Reminder

Besiegen Sie Technik mit Technik – denn im Gegensatz zum analogen Entrümpeln müssen Sie beim digitalen keine Kisten schleppen, sondern nur ein paar Klicks tätigen. Reduzieren Sie also. Wer Apps ohne Mehrwert löscht und unnötige Benachrichtigungen deaktiviert, wird automatisch weniger gestört und weniger zum Handy greifen. Unterschätzen Sie zudem den Effekt der Ordnung nicht: Aufgeräumte Displays sind weniger stressig als übervolle Bildschirme. So finden Sie auch die Apps, die Sie wirklich nutzen, schneller und einfacher. Behalten Sie den Überblick, konsumieren Sie gezielter und dadurch weniger und gehen Sie leichter, glücklicher und befreiter durchs Leben.

5

Ausschalten, abschalten, ankommen

Warum Digital Detox ein Lebensgefühl ist und wie Sie Handystress für immer vergessen

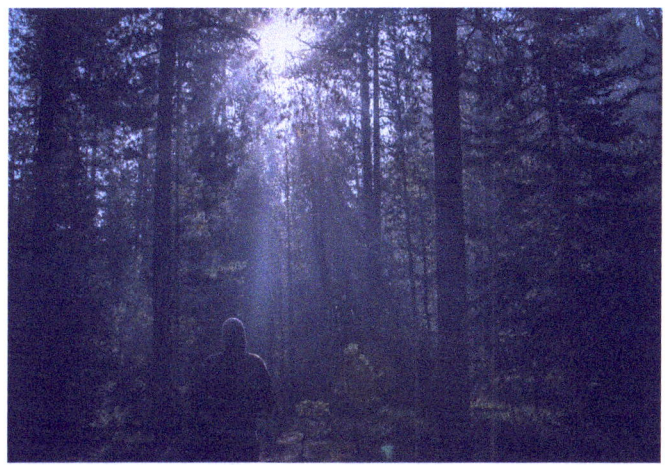

Bild: Greg Rakozy, unsplash.com

© Der/die Autor(en), exklusiv lizenziert durch Springer-Verlag GmbH, DE, ein Teil von Springer Nature 2022
D. Otto, *Digital Detox,*
https://doi.org/10.1007/978-3-662-64325-9_5

> **Beispiel**
>
> Offline ist für Sie ein Synonym für …
>
> a) … endlich unerreichbar.
> b) … totaler Mist. Nämlich Funkloch.
> c) … offline? Kenn ich nicht.
> d) … verdammt. Mein Akku ist leer.

Erinnern Sie sich an das Gefühl, das Sie als Kind in den Sommerferien hatten? Dieses Gefühl von Freiheit, Leichtigkeit, Unbeschwertheit? Ein klein bisschen so fühlt sich Digital Detox an. Es ist ein Lebensgefühl, das Sie sich jederzeit schenken dürfen, indem Sie selbstbestimmt den Ausschalter drücken und unerreichbar sind. Ja, Digital Detox ist eine Lebenseinstellung. Ein neues Bewusstsein, mit dem Sie deutlich entspannter durch die digitale Welt gehen. Ein modernes Mindset, mit dem Sie Handystress endlich vergessen können. Lernen Sie in diesem Kapitel, wie Sie zu einer neuen inneren Haltung finden, die Ihnen Gelassenheit und inneren Frieden schenkt – mit der Sie buchstäblich abschalten können.

Stellen wir uns zunächst eine Frage: Was heißt eigentlich online? Im Internet sein? Im Grunde genommen ja. Immer noch unterscheiden wir zwischen den beiden Zuständen online und offline, als wären es Aggregatszustände wie flüssig und fest. Das ergibt einerseits Sinn, denn es schafft Ordnung. Andererseits ist es totaler Unsinn – denn nur weil unser Festnetz nicht ständig klingelt, ist es trotzdem permanent ans Netz angeschlossen. Sind wir also nicht schon lange ständig online? Doch bleiben wir zunächst bei der Ordnung. Der Mensch neigt dazu, Komplexität zu reduzieren, ganz einfach deswegen, weil er sich dadurch komplizierte Dinge simpel erklären kann. Nehmen wir als Beispiel die (seit

Corona besonders boomenden) Verschwörungstheorien: Hier wird Komplexität dadurch reduziert, dass einigen wenigen die Macht zugesprochen wird, das große Ganze zu lenken. Das ist legitim, aber Verschwörungstheorien sind nun mal nicht ohne Grund für ihren eher geringen Wahrheitsgehalt bekannt (und ironischerweise verbreiten diese sich explizit im Internet rasant). Die Differenz zwischen online und offline schafft genau eine solche Ordnung. Schalter an = verbunden. Schalter aus = nicht verbunden. Trotzdem ist es nicht ganz so einfach.

Medien machen einen Unterschied

In den Medienwissenschaften wird um die Definition des Medienbegriffs seit jeher gerungen. *Was ist ein Medium?* ist sozusagen die medienwissenschaftliche Gretchenfrage. Die Lösung für dieses Rätsel zu finden, wird dann quasi zur akademischen Gralssuche. Altbewährt ist immer noch der technische Medienbegriff: Ein Medium ist demnach etwas Technisches, also entweder elektronisch, materiell oder maschinell fundiert. Sprich: ein Buch, ein Handy, ein Computer, ein Film. Diese Definition ist nicht falsch, sie ist aber nicht sonderlich kreativ, sozusagen mehr *oldschool* als intellektuelle Avantgarde. Gewinnbringender und an dieser Stelle erwähnt sind Vorschläge radikal erweiterter Medienbegriffe, wie sie zum Beispiel die Medienwissenschaftler Bernd Scheffer oder Roman Giesen vertreten. Für Scheffer ist Medialität nichts Materielles, sondern etwas, das die Beziehung zwischen der Außenwelt und dem eigenen Bewusstsein betrifft. Scheffer ist der Ansicht, dass Medien auch natürlicher Art sein können, dass ein Medium das sei, *was einen Unterschied bewirke*. Ein Spaziergang am Meer kann eine mediale Situation sein. Zum Beispiel dann, wenn der Wind in den Haaren spielt und die Wellen die Füße berühren und diese Naturstimmung ein subjektinternes *Bewusstseinsspiel* auslöst.

Der Geruch von frischer Erdbeermarmelade kann ein Medium sein, zum Beispiel, wenn er beim Rezipienten Erinnerungen an eine glückliche Kindheit auslöst. Der Wind kann Fernweh auslösen. Das Wasser die Sehnsucht nach Freiheit schüren. Roman Giesen knüpft an diesem Konzept an und spricht von einem panmedialen Medienbegriff, also einem übergreifenden Medienbegriff. Dass Schokolade glücklich macht, ist ein Musterbeispiel für solche weiten Medienbegriffe – Schokolade wird zum Medium, das ein gesteigertes Empfinden auslöst. In den Worten Scheffers: Medien bieten Lebenssteigerung.

Wozu nun diesen kleinen medienwissenschaftlichen Exkurs? Weil wir uns nun noch einmal die Frage stellen: Was ist eigentlich online? Natürlich im konventionellen Sinne der Zustand, in dem das Handy oder der Computer mit dem Internet verbunden ist. Aber online ist noch viel mehr: Es ist der subjektiv empfundene Bewusstseinszustand „on-line", sprich: erreichbar, auf Abruf zu sein. Dieses Wissen um die eigene Abrufbarkeit erzeugt eine innere Spannung, die rein im Bewusstsein entsteht und prinzipiell weit weniger abhängig vom tatsächlichen Zustand des online ist als bisher vermutet. Um wieder Ruhe zu erlangen, müssen wir also viel mehr im Kopf abschalten als nur unser Handy. Offline ist ein Bewusstseinszustand, kein technischer Modus. Dessen sollten wir uns bewusst sein.

Abschalten beginnt im Kopf

Nur so verstehen wir, warum uns unser Festnetz nicht und unser Handynetz sehr stresst – es ist eine Frage der inneren Wahrnehmung. Dass unser Festnetztelefon genauso permanent mit dem Telefonnetz verbunden ist wie unser Handy, vergessen wir schlichtweg, denn es ist selbstverständlich geworden. Es hat sich über Jahrzehnte hinweg in unserem Alltag etabliert. Genauso könnten wir unser

Handy vergessen, aber wir tun es nicht. Es ist noch zu neu, zu aufregend, zu, ja zu was eigentlich? Überbewertet? Im Grunde ist die Aufregung um das Handy tatsächlich übertrieben. Denn streng genommen sind wir ständig medial verbunden, vor allem, wenn wir von einem weiten Medienbegriff ausgehen, der auch natürliche Phänomene miteinbezieht. In diesem Sinne gilt: Man kann nicht nicht medial verbunden sein. Und trotzdem bedeutet das nicht, dass man deswegen ständig gestresst sein muss. Im Gegenteil: Die mediale Erfahrung sollte eine gesteigerte – und damit ist gemeint eine positiv gesteigerte Erfahrung sein.

Einen Mehrwert in unserem Leben darstellen. Darauf sollten wir uns, auch im Hinblick auf die Nutzung von Handys, Laptops und Tablets, wieder rückbesinnen. Wenn Smartphones uns guttun, wunderbar. Wenn Sie uns stressen, schlecht. Mit Digital Detox lernen wir eine gesunde Handynutzung, die auf die positiven Aspekte ausgerichtet ist.

Offline ist das neue Cool
Wenn online ein Bewusstseinszustand ist, so ist dies natürlich auch offline. Und diesen *inneren* Ausschalter zu finden ist die Herausforderung. Haben Sie diesen aktiviert, kann ihr Handy klingeln, so viel es will – Sie werden sich davon nicht aus der Balance bringen lassen. Es wird keine emotionale Wallung in Ihnen auslösen. Sie werden entspannt bleiben. Ganz nach dem Motto: Offline ist das neue Cool.

Trotzdem gilt: Natürlich ist das aktive und bewusste Ausschalten jeglichen digitalen Mediums zunächst ein wichtiger und symbolischer Akt. Er markiert einen Zustandswechsel, den Wechsel von „erreichbar" zu „nicht erreichbar". Wie stark die Kraft dieser Handlung ist und inwiefern dies vor allem einen anderen Bewusstseinszustand einläutet, also einen Wechsel von Anspannung und Entspannung impliziert, wird deutlich, wenn Sie in Gedanken den Satz: „Ich schalte ab" sagen, während Sie Ihr Smartphone tatsächlich technisch abschalten. Der Satz entwickelt sodann performativen Charakter, das heißt, das Gesagte wird in dem Moment des Aussprechens Wirklichkeit. „Ich schalte ab" bedeutet nun nicht nur, dass Sie Ihr Mobiltelefon, sondern auch innerlich abschalten. Dass Sie sich selbst in einen Zustand der Ruhe entlassen.

Wie das trotz Handystress gelingt, erfahren Sie in der folgenden Übung.

Digital Detox aktiv – Widerstehen Sie!
Bei dieser kleinen Übung trainieren Sie Ihre Widerstandskraft. Sie kennen das Aufzugphänomen: Eine Gruppe steht zusammen, *ein* Handy klingelt oder vibriert und *alle* bekommen diese merkwürdigen *Es-könnte-mein-Telefon-sein-also-muss-ich-nachschauen-Zuckungen*. Manche bekommen diese Zuckungen sogar, wenn gar kein Handy einen Mucks von sich gibt. Das wiederum ist dann das sogenannte Phantomklingeln. Beides sind bizarre Phänomene und es wird Zeit, dass das aufhört – nicht zuletzt aus Stilgründen. Wie soll das gehen? Wählen Sie sich einen Vor- oder Nachmittag, der für Sie passt. Das heißt: Wenn Ihr Kind den ersten Kindergartentag hat und Sie für Notfälle dringend erreichbar sein müssen, ist es ein eher ungünstiger Tag. Ansonsten gilt: Ein Vormittag dauert von 8–12 Uhr, ein Nachmittag von 14–18 Uhr. Innerhalb dieser vier Stunden lassen Sie Ihr Handy an. Gehen Sie aber *nicht* ran, wenn es klingelt, stehen Sie *nicht* auf, um nachzusehen, wer es ist und wenn Sie den Signalton einer Nachricht hören, bleiben Sie auch hier standhaft. Warum? Weil Sie sich nicht in Alarmbereitschaft

versetzen lassen müssen, nur weil eine kleine handliche Maschine Töne von sich gibt. Sie kennen die Pawlowschen Hunde? Der russische Physiologe und Nobelpreisträger Iwan Pawlow hatte Hunde dazu gebracht, dass diesen allein beim Läuten einer Glocke das Wasser im Maul zusammenlief. Dafür hatte er sie konditioniert: Wenn Hunde Futter sehen, wird ihr Speichelfluss aktiviert. Das ist eine natürliche Reaktion auf den Reiz Futter. Nun läutete Pawlow eine Glocke, wenn die Hunde Futter bekamen. Daraufhin begannen die Hunde, den eigentlich neutralen Reiz Glocke mit dem Futter zu verbinden. Wurde nun nur die Glocke geläutet und kein Futter gereicht, so genügt dieser nun konditionierte Reiz trotzdem, um bei den Hunden den Speichelfluss zu aktivieren. Und in etwa so, wie Pawlow seine Hunde konditionierte, den Ton der Glocke mit Futter zu verbinden, haben wir uns darauf trainieren lassen, dass beim Signalton unseres Mobiltelefons emotionales Futter für uns bereitsteht: Eine Nachricht, die in uns Gefühle auslöst.

Am Ende der vier Stunden sehen Sie nach, welche der Anrufe, Mitteilungen und Nachrichten für Sie *wirklich* relevant waren. Haben Sie *wirklich* etwas verpasst, weil Sie Ihr Handy haben läuten lassen ohne abzunehmen? Vermutlich werden Sie erstaunt sein, dass die Antwort aller Wahrscheinlichkeit nach „nein" lauten wird.

Super. Die Übung war ja schon herausfordernd. Und jetzt gibt es noch eine Challenge, die Sie in eine angenehme Gedankenwelt entführt – eine Welt des puren Luxus. Viel Spaß!

♛ Digital Detox Challenge: Purer Luxus

„Der Höhepunkt von Luxus ist für mich, nicht ständig auf die Uhr schauen oder telefonieren zu müssen", sagte einst Karl Lagerfeld. Der legendäre Modeschöpfer war davon überzeugt, dass 99 % aller Telefonate überflüssig sind. Mehr noch: Telefone seien etwas fürs Personal. Lassen Sie sich von Lagerfelds Attitüde inspirieren. Kleines Gedankenspiel: Stellen Sie sich vor, Sie sind so reich, dass Sie sich einen Assistenten leisten können, der Ihnen jeden Stress vom Leib hält. Der Ihnen einen Tag ohne Termine, ohne Störung ermöglicht – wäre das nicht purer Luxus? Schalten Sie einen Tag lang Ihr Smartphone erst ab 18 Uhr ein (wenn Ihr imaginärer Assistent quasi Feierabend hat). Merken Sie den Unterschied? Und jetzt machen Sie sich bewusst, dass Sie diesen Luxus des Ungestörtseins jederzeit selbst herbeiführen können. Sie haben ihn sich in dieser hektischen Welt mehr als verdient.

🔔 Digital Detox Reminder

Digital Detox ist ein wunderbares Lebensgefühl, das Sie sich jederzeit selbst schenken können. Mit einem entsprechenden Mindset kann Ihnen Handystress nichts mehr anhaben. Denn die Zeiten, in denen es cool war, wenn das Handy ständig läutet, sind vorbei. Lassen Sie sich also nicht in Alarmbereitschaft versetzen. Das Handy klingelt? Egal. Sie bekommen eine SMS? Egal. Unerreichbarkeit ist der neue Luxus – und eine innere Haltung der Gelassenheit Trumpf.

6

Die Sache hat zwei Haken

Warum wir uns bei WhatsApp &. Co. ständig missverstehen und wie die digitale Kommunikation gelingt

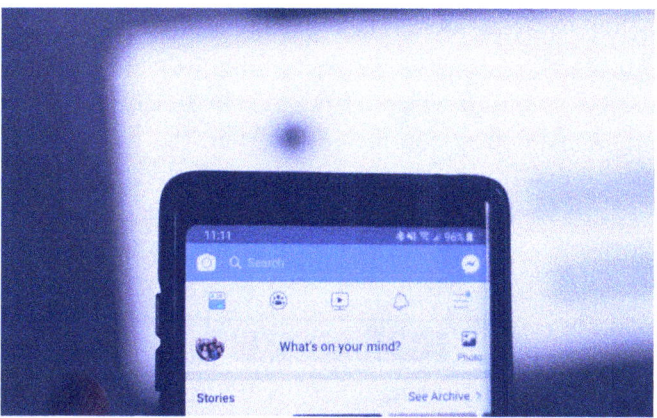

Bild: Joshua Hoehne, unsplash.com

> **Beispiel**
>
> Sie verschicken eine WhatsApp-Nachricht, neben der Nachricht werden beide Haken blau, um anzuzeigen, dass der Empfänger die Nachricht erhalten und gelesen hat. Doch dieser antwortet nicht. Was denken Sie?
>
> a) Sie bzw. er brütet über der perfekten Liebeserklärung.
> b) Sie bzw. er steht einfach nicht auf mich.
> c) Sie bzw. er ist auf den Bahamas oder im Grand Canyon und hat kein Netz.
> d) Ihr bzw. sein Handy ist beim Yoga bzw. Polospielen kaputtgegangen.

Woher kommen eigentlich die ganzen Chat-Missverständnisse? Und was kann man dagegen tun – außer tausend Emojis verwenden und hoffen, dass diese etwas bringen? Gerade dann, wenn Gefühle im Spiel sind und die Verbindung zueinander noch nicht gesichert ist, birgt die Konversation enormes Stresspotential, vor allem da diese einsehbar geworden ist. Der Fachbegriff hierfür ist *asynchrone Kommunikation*: Das Versenden von und Antworten auf Nachrichten erfolgt zeitlich versetzt. Beispielsweise garantieren zwei blaue Haken bei WhatsApp, dass die Nachricht gelesen worden ist, auch iMessage unterscheidet zwischen „zugestellt" und „gelesen". Diese Transparenz und die dadurch nachrechenbare Zeitspanne zwischen Versenden und Erhalten der Botschaft begünstigt – vor allem je größer diese Zeitspanne ist – unser Kopfkino, ja lässt nicht selten ganze Horrorfilme in unseren Köpfen entstehen. Denn warum antwortet der andere einfach nicht? Immerhin werden 90 Prozent der Nachrichten innerhalb von drei Minuten nach Empfang gelesen – und natürlich erwartet man sofort eine Antwort.

Der Stress, den die zwei Haken und die Anzeige des letzten Onlineseins verursachen, kann gravierende Auswirkungen haben. Die Funktionen ermöglichen ein Kontrollieren des anderen. Wer sieht, dass sein Freund oder seine Freundin um Mitternacht noch online war, fragt sich schnell: Warum hat er bzw. sie mir nicht geschrieben? Und wenn nicht mir, wem dann? Unsicherheit und Nervosität sind oftmals die Folge. Dabei könnte doch alles so einfach sein.

Verstehen ist per se schwierig
Theoretisch betrachtet ist das mit der Kommunikation ohnehin eine leidige Angelegenheit. Sehen wir uns noch einmal obige Quizfrage an. Egal ob der andere über einer Liebeserklärung brütet, sein Handy im Fitnesswahn zerstört hat, verschollen in der netzfreien Zone ist oder einfach mal keine Lust hat – möglich ist das in der Tat alles. Aber was ist wahrscheinlich? Und das ist gut und schlecht zugleich: Denn geht es nach Kommunikationstheorien, können Sie einen Purzelbaum schlagen und dazu noch drei Kreuze machen – wie sehr Sie sich auch bemühen, damit die Kommunikation gelingt – es ist hochgradig unwahrscheinlich. Das lässt sich folgendermaßen erklären:

Unser Bewusstsein ist abgeschlossen. Man kann es sich wie eine Black Box vorstellen oder ein verschlossenes Zimmer, zu dem es keinen Schlüssel gibt. Man kann an der Tür rütteln und versuchen, durch das Schlüsselloch zu schauen, aber vergessen Sie's. Das klappt nicht. Die Gedanken sind frei und niemand kann die Gedanken des anderen lesen. Was das eigene Bewusstsein denkt, kann niemals adäquat durch Sprache vermittelt werden. Bewusstsein bleibt Bewusstsein und Kommunikation bleibt Kommunikation. Wie der Hirnforscher Gerhard Roth schreibt, ist Missverstehen das Normale, Verstehen die Ausnahme. Die Nachricht ist traurig und deprimierend, aber zugleich auch irgendwie tröstlich, denn sie erklärt, warum Ihnen Ihr Ehepartner selbst nach 30 Jahren wie ein fremdes Wesen vorkommen kann. Selbst wenn Sie das Gefühl haben, sich zu verstehen, bleibt dies ein *Gefühl*. Anders formuliert: Vermeintlich gelungene Kommunikation, ein Gefühl des Sich-blind-Verstehens, beides ist nichts als eine herrliche, tröstliche Täuschung. Im Grunde genommen bleiben wir einander fremd. Dennoch ist es nicht ganz so einfach bzw. nicht ganz so deprimierend.

Spiegelneurone erzeugen Mitgefühl

Denn irgendwie verstehen wir uns dann ja doch, rein intuitiv. Jüngeren Theorien zufolge sorgen sogenannte Spiegelneurone, auch Empathieneurone genannt, in unserem Gehirn dafür, dass wir mit anderen mitfühlen können, indem wir den beobachteten Gefühlszustand in unserem eigenen Gehirn mit den eigenen Neuronen nachbilden, also buchstäblich spiegeln. Bestes Beispiel dafür: Lachen steckt an. Im Übrigen auch Schmerz – vermutlich kennen Sie den Effekt, dass Sie zusammenzucken, wenn sich jemand in den Finger schneidet. Die vermeintlich radikale Abgeschlossenheit des eigenen Bewusstseins wird durch die Entdeckung der Spiegelneurone herausgefordert, ja die Schranke zwischen eigenem und fremdem Bewusstsein scheint durch Spiegelneurone geradezu aufgehoben zu sein. Doch auch wenn wir den Gefühlen anderer dadurch nahekommen, so handelt es sich auch hierbei um *eine eigene intern ausgebildete Repräsentation des anderen*. Im Grunde genommen fühlen wir immer nur unser eigenes Gefühl, das wir in uns ausbilden und für das Gefühl eines anderen halten. Auch wenn es sich nach dem Gefühl des anderen anfühlt, ist es dennoch unser eigenes. Kommunikation und Mitgefühl sind also eine höchst vertrackte Sache. Was hat das jetzt mit WhatsApp zu tun?

Medien sind Emotion
Zunächst einmal können Sie beruhigt durchatmen. Wenn Sie davon ausgehen, dass wir einander sowieso nicht wirklich verstehen können, nimmt das eine Menge Druck weg. Machen Sie sich trotzdem keine Illusionen. Denn natürlich ist es so, dass nahezu jede Art der digitalen Kommunikation das Ziel des empathischen Verstehens hat – und das Gefühl ist der Kitt, der uns zusammenhält. Die Basis guter Kontakte. Medien werden gefühlsgebunden genutzt oder anders formuliert: Medien sind Emotion. Wir wollen mit unseren Botschaften Mitgefühl erregen. Wir wollen emotionales Feedback. Die Frage ist nur, wie erfolgreich wir damit sind. Machen wir uns den Zusammenhang noch einmal bewusst: Spiegelneurone können auch rein imaginär aktiviert werden. Sprich: durch unsere Vorstellungskraft. Ein Beispiel: Sie lesen eine Geschichte, in der jemand stirbt, und Ihnen kommen die Tränen. Ihr Gehirn reagiert auf Ihr inneres Bild und Sie empfinden Mitgefühl. Ähnlich funktioniert es mit SMS, E-Mails, WhatsApp-Nachrichten und Co: Wer eine digitale Nachricht erhält, kann durch deren Inhalt Empathie empfinden. Im Prinzip geht es stets darum: Gefühle zu verschicken, Gefühle zu erhalten. Wer bei anderen gute Gefühle auslöst, der ist ein angenehmer Gesprächspartner, ein guter Kontakt. Und ums Kontakte knüpfen geht es sowohl im virtuellen als im echten Leben. Bevor wir zu den Tipps für eine gelungene Kommunikation kommen, schauen wir uns daher genauer an, mit wem Sie kommunizieren: Ihr Netzwerk also.

Netzwerken ist ein Geben und Nehmen
Stellen Sie sich das Internet als das vor, was es buchstäblich ist: ein Netz. Ein Netz besteht aus Maschen und Knotenpunkten. An einzelnen Stellen laufen die Fäden zusammen – ist eine Stelle brüchig, reißt das Netz,

Kontakte gehen verloren. Genau das aber wollen wir durch gute Kommunikation vermeiden. Ein gutes, festes, stabiles Netz gibt Ihnen Sicherheit – ein angenehmes Gefühl, das Sie genießen dürfen, wenn Sie Ihre Kontakte gut pflegen.

Digital Detox erinnert uns daran, dass es in diesen Zeiten mehr denn je um Verlässlichkeit, um Verbindlichkeit, um Tiefe geht; dass ein schneller Chat keine echte Begegnung ersetzt; dass Sie Netzwerke in guten Zeiten aufbauen müssen, um in schlechten Zeiten treue Begleiter zu haben; dass es ein Geben und Nehmen ist und Sie auch in der virtuellen Kommunikation Feingespür brauchen; dass hinter jedem Smartphone ein Mensch mit Emotionen steht – und dass wir gut und achtsam miteinander umgehen müssen, um einander nicht zu verletzen.

Digital Detox aktiv – Social Detox: Bauen Sie auf das richtige Netzwerk!
Folgende Übung hilft Ihnen dabei, herauszufinden, welche Kontakte Ihnen wirklich guttun. Investieren Sie Ihre Zeit, Liebe und Mühe nicht in die falschen, sondern die richtigen Menschen.

Suchen Sie sich einen ruhigen Platz, an dem Sie ungestört sind. Machen Sie es sich bequem. Schließen Sie die Augen. Kommen Sie bei sich an, finden Sie zu sich. Nehmen Sie ein paar tiefe Atemzüge, um ein Gefühl der Ruhe in sich zu etablieren. Nehmen Sie sich Zeit, um Ihre Augenlider zu entspannen, Ihre Schultern fallenzulassen. Sind Sie so weit? Stellen Sie sich vor, an einem großen Lagerfeuer zusitzen. Mit Ihnen am Lagerfeuer sitzen Ihre Freunde, Ihre Familie und Ihre Bekannten. Jeder, der Ihnen in den Sinn kommt, hat hier seinen Platz. Es ist mitten in der Nacht, die Sterne funkeln am Himmel, das Feuer neigt sich dem Ende zu, es wird langsam kühl. Es ist Ihr Feuer. Sie wollen es am Brennen erhalten, denn das Feuer wärmt sie. Sie sehen sich die Flammen genau an,

Sie hören das Knacken des Holzes, sehen den Funken zu, wie sie in die Luft wirbeln. Welcher Ihrer Freunde reicht Ihnen nun ein Holzscheit, um das Feuer am Brennen zu halten? Wer nicht? Gehen Sie achtsam vor. Gehen Sie Person für Person durch.

Öffnen Sie dann, wenn Sie so weit sind, behutsam die Augen und lassen Sie diese Meditation nachwirken. Haben Sie erkannt, wer für Sie da ist? Bewahren Sie sich diese Erkenntnis. Sie kann Ihnen zeigen, welche Freundschaften wirklich wichtig für Sie sind.

Schauen Sie sich nun Ihr Profil in Ihren sozialen Netzwerken an und spüren Sie auch dort hin: Fühlen sich all die Kontakte für Sie gut an? Wie viele Freundschaftsanfragen haben Sie nur aus vermeintlicher Höflichkeit bestätigt? Wie viele Personen tummeln sich in Ihrem Netzwerk, mit denen Sie de facto *nichts* zu tun haben? Mit welchen Menschen wollen Sie lieber *nicht* verbunden sein?

Und jetzt handeln Sie. Misten Sie Ihren „Freundschaftsstall" aus. Wählen Sie Ihre Freunde – auch Ihre virtuellen – bewusst. Lösen Sie Verbindungen, die Sie als störend empfinden, die in Ihnen kein gutes Gefühl erzeugen. Reduzieren Sie und machen Sie sich bewusst: Eine Freundschaft ist ein hohes Gut. Ihre Freundschaft ist wertvoll. Sie wollen diese nur besonderen Menschen schenken und sie nicht beliebig verteilen. Verdeutlichen Sie sich: Freunde sind *kein* Statussymbol. Eine Freundschaft ist keine Gefälligkeit. Freunde sind die Menschen, die hinter Ihnen stehen, die zu Ihnen halten, die Ihnen guttun – die Ihr Herz wärmen. Haben Sie also *keine* Angst davor, virtuelle Freundschaften zu kündigen. Haben Sie den Mut, sich von unnötigen Bindungen zu befreien.

Nun gehen Sie auch die Kontaktliste in Ihrem Handy durch. Welche Personen sind darin noch abgespeichert, mit denen Sie keinerlei Kontakt haben und aller Voraussicht nach auch keinen Kontakt mehr suchen werden?

Machen Sie es kurz und schmerzlos: löschen. Blockieren Sie nervige Kontakte. Sowohl einzelne Messenger wie WhatsApp als auch viele Handybetriebssysteme (für Anrufe und SMS) bieten diese Funktion. All Ihre Energie kann somit in echte Freundschaftsnetzwerke fließen.

Wunderbar, nun wissen Sie, dass es auf die richtigen Kontakte ankommt und wie Sie diese pflegen sowie ausbauen. Entdecken Sie hier weitere Tipps, mit denen Sie empathisch kommunizieren und so ein angenehmer Gesprächspartner sind

- Telefonieren Sie (ohne nebenbei zu scrollen)! Auch wenn man es nicht mehr glauben mag, aber dafür wurden Handys ursprünglich gebaut. Ein Gespräch beugt Missverständnissen vor. Sie bekommen die unmittelbare Reaktion Ihres Gesprächspartners mit und müssen nicht stundenlang auf Antworten per Mail oder Messenger warten.
- Kommunizieren Sie, wenn Sie sich von Ihrem Partner oder von Freunden kontrolliert fühlen oder Sie das Kommunikationsverhalten in irgendeiner Weise stresst. Erklären Sie, dass es nicht böse gemeint ist, wenn Sie nicht sofort antworten, oder machen Sie klar, wenn Ihnen irgendetwas zu viel wird. Das ist besser als jeder Trick der Welt.
- Hinterfragen Sie sich selbst: Was sagt es über Sie aus, wenn Sie ständig nachsehen müssen, wann andere online waren? Was sagt es über Ihre Beziehungen und Freundschaften aus, wenn jemand Ihnen nicht antwortet?
- Wenn Sie nicht wollen, dass jeder sehen kann, wann Sie zuletzt online waren (fragen Sie sich: Was nutzt es eigentlich, wenn man das weiß? Aber auch: Kann es Ihnen nicht egal sein?), schalten Sie diese Funktion einfach über die Datenschutzeinstellungen aus.

- Wenn Sie sich kontrolliert fühlen, entziehen Sie sich der Lesekontrolle durch den Chat-Partner, indem Sie die Lesebestätigung durch die beiden blauen Haken ausschalten. Auch dies geht über die Datenschutzeinstellungen und auch dies hat eine wechselseitige Funktion: Sie sehen auch nicht mehr, ob jemand Ihre Nachrichten gelesen hat.
- Lassen Sie sich Kommunikation nicht aufzwingen. Wenn Sie keine Zeit zum Antworten haben, haben Sie keine Zeit. Punkt.
- Löschen Sie alte Konversationen. Die Wahrscheinlichkeit, dass es sich dabei um hochwertvolle Poesie handelt, ist eher gering. Wenn Sie bei WhatsApp noch den Chat mit einer entfernten Bekannten haben, der Sie nur einmal jährlich zum Geburtstag schreiben, weg damit. Wenn Sie die SMS an Ihren Schwarm aufheben, der Ihnen nicht antwortet, weg damit. Hier gilt: aus den Augen, aus dem Sinn. Wenn Sie bei WhatsApp keine offenen Chats speichern, schauen Sie auch nicht ständig nach dem Online-Status des anderen. Geschriebene, aber bereute SMS wirken weniger dramatisch, wenn man sie nicht ständig sieht.
- Wählen Sie Ihre Favoriten weise: WhatsApp zeigt zunächst alle Ihre Kontakte als Favoriten an. Das ist unübersichtlich, unnötig und stressig. Nehmen Sie in Ihre Favoritenliste nur die Menschen auf, mit denen Sie gerne und regelmäßig, also mindestens wöchentlich, auf diesem Weg kommunizieren.
- Blockieren Sie nervige Kontakte. Sowohl einzelne Messenger wie WhatsApp als auch viele Handybetriebssysteme (für Anrufe und SMS) bieten diese Funktion.

Seien Sie der Freund, den Sie selbst gerne hätten. Netzwerken ist keine einmalige Aufgabe, sondern eine permanente Angelegenheit, wie das Weben eines Stoffes, der mit der Zeit immer reißfester wird. Pflegen Sie Ihre Beziehungen im realen Leben – wie das geht, zeigt die nächste Challenge.

> **🔔 Digital Detox Challenge: Verlässlichkeit**
>
> Sie wollen sich auf andere verlassen können? Seien Sie selbst zuverlässig, ein fester Knotenpunkt im Netz, der anderen Halt gibt, und keine lose Masche. Daher gilt: keine Absagen mehr (außer in absoluten Notfällen und dann rufen Sie bitte an!). Wenn Sie einen Termin ausmachen, seien Sie zur vereinbarten Zeit am vereinbarten Ort – keine „Sorry, verspäte mich" oder „Lass es uns nochmal verschieben"-SMS. Zuverlässigkeit und Pünktlichkeit fühlen sich gut an – für Sie und Ihre Freunde.

> **🔔 Digital Detox Reminder**
>
> Wir überstehen Krisen besser, wenn wir ein soziales Netz haben, das uns auffängt. Knüpfen Sie Ihr Netz daher sorgsam. Wer tut Ihnen gut, wer nicht? Welche Freundschaften sind wirkliche, echte Freundschaften? Sortieren Sie bloße „Scheinfreundschaften" aus, um mehr Energie und Zeit für die Menschen zu haben, die Ihnen wirklich wichtig sind. Kommunizieren Sie höflich, mitfühlend und erwachsen. Kommunikation ist kein Spiel, sondern die Basis guten Miteinanders.

7

Welcome to New Work!
Warum Multitasken sinnlos ist und wie Sie auch im Home Office im Flow bleiben

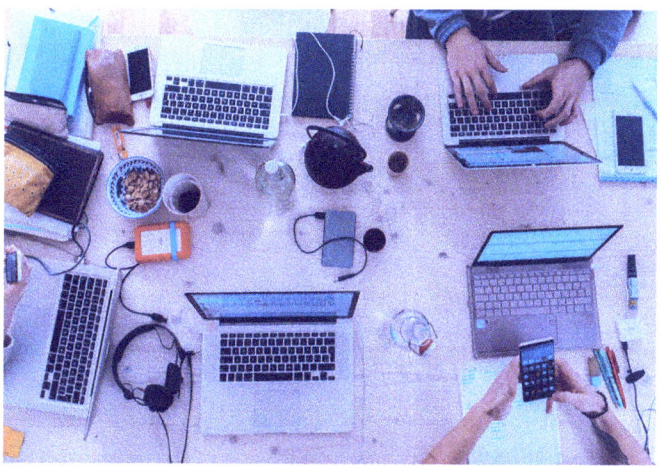

Bild: Marvin Meyer, unsplash.com

> **Beispiel**
>
> Wenn Sie an die Arbeit denken, denken Sie an …
>
> a) … bitte, bitte WLAN halte Stand.
> b) … meinen nervigen Kollegen, der immer vor mir da ist und nach mir geht.
> c) … womit ich mich während des Zoom-Meetings ablenke.
> d) … 100 neue E-Mails, die mich jeden Morgen begrüßen.

Und dann, im Jahr 2020, war es soweit: Eine Pandemie zwang die Menschen ins Home Office – und damit nicht selten in die Verzweiflung. Vor Corona war Home Office noch lange nicht üblich, auch nicht immer gerne gesehen und vielen Arbeitgebern nicht ganz geheuer. Es war ein bisschen ein Synonym für „blau machen" – vollkommen zu Unrecht. Arbeiteten vor Covid-19 lediglich 25 Prozent von zuhause aus, waren es währenddessen 65 Prozent. Die Studienlage macht deutlich: Weniger wird von daheim aus definitiv nicht gearbeitet, im Gegenteil. 32 Prozent der Befragten gaben an, dass sie länger und zu unüblichen Zeiten, z.B. am Wochenende arbeiteten. Jeder Dritte beklagte gesundheitliche Probleme, oftmals wegen eines unergonomischen Arbeitsplatzes (der Küchentisch und der Barhocker eignen sich halt auf Dauer schlechter als die professionelle Büroausstattung), die Krankheitstage wegen Rückenschmerzen stiegen im Vergleich zum Vorjahr sogar um sieben Prozent. Bereits das normale Arbeitsleben war anstrengend, doch das neue, durch die Digitalisierung befeuerte, ist es noch viel mehr. Mehr denn je gilt: Wir brauchen eine Anleitung, um die Herausforderungen gut zu meistern. Mit Digital Detox gelingt uns das, denn die Digital-Detox-Methode erleichtert nicht nur „old work", sondern auch „New Work". Sie setzt da an, wo wir es am dringendsten brauchen: bei der Reduzierung von Stress.

Stress macht krank

Stress zu unterschätzen ist gefährlich. Und es ist schlichtweg masochistisch – denn Sie tun sich selbst damit etwas an. Wir haben nur einen Körper und dieser Körper gibt uns zu verstehen, ob etwas gut für uns ist oder nicht. In einer Gesellschaft, in der Gefühle oftmals als Schwäche angesehen werden, vergessen wir jedoch leicht, auf die Signale unseres Körpers zu hören. Das ist fatal. Wer ständig Kopfschmerzen im Büro und Magenkrämpfe vor dem Meeting bekommt, wer nicht mehr schlafen kann oder Bluthochdruck hat, wem die Luft wegbleibt, wenn er zur Arbeit fährt, sollte nicht nur mit Tabletten gegen diese Symptome ankämpfen, sondern sich nach deren Ursache fragen.

Die Fakten sind alarmierend: In Europa ist Stress – nach Muskel-Skelett-Erkrankungen, also zum Beispiel Bandscheibenvorfällen, Arthrose, Gelenkentzündungen etc. – eines der größten arbeitsbedingten Gesundheitsprobleme. Die auf psychische Erkrankungen zurückzuführenden Fehltage steigen rasant an, seit 1997 haben sich diese mehr als verdreifacht. 2020 kamen auf je 100 Versicherte 265 psychisch bedingte Fehltage – eine hohe Zahl, natürlich auch durch Corona befeuert.

Dabei sind Arbeitsunfähigkeit und Burnout oftmals die Folge von permanenter Überlastung am Arbeitsplatz. Zu dieser Überlastung haben freilich die neuen Medien und der neue, digitalisierte Arbeitsmodus immens beigetragen: Was verlockend klingt – länger ausschlafen und noch im Pyjama das Frühstück vorm Laptop einnehmen – ist tückisch. Die Grenzen zwischen beruflich und privat verschwimmen zusehends, das Abschalten fällt immer schwerer.

Arbeitsstress scheint uns in gewisser Weise so selbstverständlich geworden zu sein, dass wir ihn kaum noch hinterfragen. Dabei ist genau das notwendig. Denn muss Arbeitsstress tatsächlich sein?

Die Leistungsfähigkeit sinkt
Wer das Diensthandy auch nach Feierabend und im Urlaub angeschaltet lässt und wer täglich von E-Mail-Wellen regelrecht überrollt wird, wer sich auch im Home Office geradezu unsichtbar beobachtet und stets auf Abruf fühlt, kann gar nicht nicht gestresst sein. Es ist eine natürliche Reaktion unseres Körpers, auf Multitasking mit Stress zu reagieren. Wir sind schlichtweg nicht dafür gemacht, zwischen mehreren Tätigkeiten permanent hin und her zu springen. Es ist freilich machbar, während eines Telefonats eine Mail zu tippen – die Frage ist nur, was dabei rauskommt. Ein Gespräch mit Mehrwert? Ein sinnvoller Text? Oder weder noch? Frank Schirrmacher hat Multitasking sogar als „Körperverletzung" bezeichnet. Das klingt radikal. Fakt ist: Multitasking schadet mehr als es nützt. Und es ist ein Mythos, denn eigentlich kann unser Hirn gar nicht multitasken – es kann sich maximal auf zwei Aktivitäten gleichzeitig konzentrieren und springt beim Multitasking nur wild zwischen den einzelnen Tätigkeiten hin und her. Die Folge: Unsere Leistungsfähigkeit sinkt, unsere Reaktionsfähigkeit sinkt, unser Stresspegel steigt. Bei einem Test unter Harvard-Studenten sank die Gedächtnisleistung beim Multitasking selbst bei hochbegabten Studierenden rapide ab und war zum Teil nur noch mit der von achtjährigen Kindern vergleichbar. Zudem verringert sich während Multitasking der Intelligenzquotient nachweislich um bis zu 10 Prozent. Wir sind folglich durch Multitasking nicht effizienter, sondern bekommen nur die Hälfte mit.

Multitasking unterbricht den Flow

Und: Multitasking macht unglücklich, denn es bringt uns aus dem sogenannten Flow. Zurückgreifend auf die Glücksforschung lässt sich die These aufstellen, dass das ständige Klingeln und Bimmeln unserer digitalen Medien unserem Glücksrausch diametral entgegensteht. So besagt die von Mihály Csíkszentmihályi formulierte Flow-Theorie, dass wir besonders dann glücklich sind, wenn wir mit einer Tätigkeit absolut „im Fluss" sind. Also wenn wir irgendetwas machen, bei dem wir die Zeit vergessen und in einen befriedigenden bis hin zu glückseligen Schaffenszustand geraten. Voraussetzung dafür ist, dass uns die Tätigkeit weder unter- noch überfordert, sodass wir weder Angst bzw. Stress noch Langeweile empfinden. Das Ergebnis: Wir fühlen uns angenehm gefordert, wir gehen in der Tätigkeit auf, wir sind ganz im Hier, im Jetzt, im Moment. Allerdings braucht man ungefähr 15 Minuten, um überhaupt in einen solchen Zustand der konzentrierten Vertiefung zu gelangen – wir gehen nicht auf Knopfdruck in einer Tätigkeit auf, sondern es dauert, bis wir mental dazu bereit sind.

Eine permanente, wiederholte Störung durch Medien, zum Beispiel durch ständig eintrudelnde E-Mails oder Nachrichten am Mobiltelefon, verhindert, dass wir überhaupt in einen solchen Flow-Zustand kommen können – ein Horrorszenario.

Der Circle ist das neue *1984*

Was passieren kann, wenn wir so weitermachen und im Job aus dem medialen Hamsterrad nicht mehr aussteigen können, hat in jüngster Zeit kein Buch klüger dargestellt als Dave Eggers *Der Circle* inzwischen gibt es mit *Every*, von Zeit Online plakativ als „*1984* fürs Internetzeitalter" bezeichnet. Worum geht's? Um den gegenwärtigen Vernetzungswahn. Um eine junge Frau, Mae, die bei der

Firma Circle anheuert. Einem Internetgiganten, der an Unternehmen wie Google, Apple oder Facebook erinnert. Mae wähnt sich in diesem hippen Unternehmen, das mit Restaurants, Einkaufsmöglichkeiten und Partys wie ein Vergnügungspark anmutet, im Himmel, dabei geht sie schon bald durch die Hölle (auch wenn sie das selbst, in medialer Verblendung, nicht ganz so sieht). Ganz nach den Motto *Community First* und *Alles was passiert, muss bekannt sein*, lässt sich Mae vollkommen von der Firmenphilosophie vereinnahmen. Sie partizipiert wie eine Verrückte, das heißt, sie teilt ihr Leben online, bis es nichts mehr zu teilen gibt, bespaßt ihre Follower mit ständig neuen Bildern und strebt, ganz im Sinne des Circle, nach totaler Transparenz. In dieser Welt, in der alles mit allem verbunden ist, zeigt das Partizipationsranking an, wie aktiv jemand ist. Je aktiver ein Circle-Mitglied ist, desto höher ist dessen Ranking und vermeintlich sein Beliebtheitsgrad innerhalb der Gemeinschaft. Wer seine Nachrichten nicht checkt, nicht postet oder nicht kommentiert, vernachlässigt seine gemeinschaftlichen Pflichten und fällt im Ranking. Mae, die sich schnell zum Vorzeigecircler mausert, scheut den „sozialen Rückstand" und stellt sich tapfer der täglichen Kommunikationsflut, arbeitet sich durch Useranfragen, E-Mails, Posts, sogenannten Zings (vergleichbar mit Tweets), Einladungen, Kommentare, Kommentare zu Kommentaren, Fotos und noch viel mehr. Selbst die Tatsache, dass sie die Augen nicht mehr aufhalten kann oder fix und fertig ist, schreckt sie nicht ab von dieser für den Leser so offensichtlichen Reizüberflutung und Überforderung. Mae macht weiter. Und weiter. Und weiter. Der Circle, der sich schnell als tyrannisches Monopol entpuppt, vereinnahmt Maes Leben und ihre Seele immer mehr. Einem treuen Jünger gleich, betet sie die Glaubenssätze der Firma nach: Geheimnisse sind Lügen, Teilen ist Heilen, alles Private ist Diebstahl.

Während Mae dem Circle bis zum Ende die Treue hält, auch wenn ihr Nervenkostüm immer dünner wird und sie kurz vor dem psychischen Zusammenbruch steht, ist die Widerstandskraft ihrer Freundin und Kollegin Annie am Ende. Sie fällt schließlich ins Koma – ausgelöst durch Stress, Schock oder Erschöpfung, wie es im Roman heißt.

Medialer Stress bedeutet Überforderung
Auch wenn dies wie ein überspitztes Horrorszenario wirkt, mutet Dave Eggers' Problematisierung der medialen Überforderung am Arbeitsplatz doch geradezu glaubwürdig an, wenn wir uns anschauen, wie gefährlich Stress für unseren Körper tatsächlich ist. Denn Ohnmacht, Erstarrung oder das Totstellen sind natürliche Reaktionen auf Stress. Aber nicht nur das. In unserem Gehirn passiert jede Menge, wenn wir in einer Überlastungssituation sind. Zunächst gilt: Die Reaktion auf Stress ist evolutionsbiologisch tief in uns verankert, und zwar deswegen, weil es schlichtweg ums Überleben ging. Wenn ein Säbelzahntiger vor dem Steinzeitmenschen steht, was bleibt übrig? Auf jeden Fall wenig Zeit zum Nachdenken. Befindet sich der Mensch in einer solchen Situation, aus der es keinen Ausweg zu geben scheint, empfindet er Angst. Das Gehirn befindet sich in einem Zustand der maximalen Anspannung und ist zu keinem klaren Gedanken oder im Schockmoment zu keiner ausdifferenzierten Handlung mehr fähig. Stattdessen springen automatisch Notfallreaktionen an, und zwar entweder Flucht, Angriff oder Erstarrung. Wer im Job Stress empfindet, kann aber im Normalfall weder fliehen noch angreifen noch erstarren. Er setzt sich der unnatürlichen und belastenden Situation entgegen seiner natürlichen Impulse aus – und das immer wieder. All die vermeintliche Tapferkeit, die treue Arbeitnehmer tagtäglich beweisen, kann fatal sein. Wer sich immerzu in die Arbeit quält und dauerhaftem Stress ausgesetzt ist, mutet

seinem Körper sehr viel zu: Das Herz-Kreislauf-System wird belastet, weil die Stresshormone Adrenalin, Noradrenalin und Kortisol ausgeschüttet werden. Die Atemfrequenz steigt an, genauso wie der Blutdruck, da sich die Blutgefäße verengen. Muskeln verspannen sich, Magen und Darm reduzieren ihre Aktivität, die Verdauung wird dadurch gehemmt. Der Körper verbrennt mehr Energie, die Körpertemperatur erhöht sich.

Alle diese Körperreaktionen können, wie gesagt, überlebenswichtig sein. Sie stellen sicher, dass wir *im entscheidenden Moment* Energiereserven mobilisieren und Gefahrensituationen entkommen können. Wer aber dauerhaft unter Stress leidet und damit diese Körperreaktionen langfristig provoziert, kann ernsthafte gesundheitliche Probleme bekommen. Machen Sie sich bewusst: Stress ist weder Einbildung noch etwas für Schwächlinge – er ist messbar, spürbar, sichtbar. Und gefährlich. Mögliche körperliche Folgen von Dauerstress sind zum Beispiel Bluthochdruck, Diabetes, ein erhöhter Cholesterinspiegel, Magengeschwüre, Verdauungsprobleme, Tinnitus, Schlafstörungen, Abwehrschwäche, Allergien, Hautausschläge etc. Prinzipiell ist kein Organ vor Stress sicher. Auch die Psyche schlägt bei Dauerstress Alarm: Eine Aktivierung der Stresshormone gilt als möglicher Auslöser für Depressionen und Burnout.

Was also tun? Heißen Sie Gelassenheit und Souveränität in Ihrem Arbeitsleben und insbesondere im Home Office willkommen: Die neue Arbeitsweise verlangt eine neue Einstellung. Denn vieles ändert sich – ändern wir es zum Guten.

7 Welcome to New Work!

Digital Detox aktiv – New Work, new Attitude

- Die Zeiten, in denen Burnout cool und ein Zeichen harter Arbeit war, sind vorbei. Verabschieden Sie sich von überholten Illusionen und vom schlechten Gewissen: Sie fühlen sich schlecht, wenn Sie nicht 40 Stunden durchgearbeitet haben? Sprechen Sie sich frei davon. Was die Wochenarbeitszeit angeht, gilt: 30 ist das neue 40. Zuhause haben Sie keinen Küchenplausch, keine Mittagspause mit Kollegen, die doch mal länger dauert – es kommt auf Effizienz, nicht die Dauer an. Wenn Sie schneller fertig sind, genießen Sie den Feierabend.
- Home Office verschiebt – zwangsläufig – die Work-Life-Balance hin zu einem Work-Life-Blending, also einer zunehmenden Überblendung der beiden Bereiche Arbeit und Privatleben. Wenn aber diese Grenzen schon verschwimmen, so zu Ihren Gunsten. Daher, nochmals zum schlechten Gewissen: Haben Sie keines, wenn Sie zwischendurch die Waschmaschine anmachen oder einkaufen gehen.
- Bei aller Flexibilität: Behalten Sie dennoch eine Tagesstruktur bei, denn diese verschafft Ihnen eine gewisse Sicherheit.
- Wie kommt man unbeschadet durch Videokonferenzen? Vermeiden Sie, auch wenn es schwerfällt, Multiscreens. Es ist verlockend, nebenher schnell seinen Social Media Feed oder die News zu checken. Vermeiden Sie es dennoch, denn es macht nicht nur einen schlechten Eindruck, sondern strengt zusätzlich an. Eine entspannende Alternative: Kritzeln Sie auf einen Block. Besser noch: Holen Sie sich ein Ausmalbuch (gibt es auch für Erwachsene und ist cooler als es klingt). Der Vorteil: Sie können dennoch zuhören und sind mit einer stressfreien Tätigkeit beschäftigt.

- Führen Sie wichtige Gespräche immer persönlich. Eine Gehaltsverhandlung hat bessere Erfolgsaussichten, wenn Sie Ihrem Chef gegenübersitzen, die Stimmung wahrnehmen und mit Fingerspitzengefühl auf ihn eingehen können.
- Für Fortgeschrittene: Wenn Sie einen Call mit wenig Redeanteil haben, schalten Sie sich stumm und gehen Sie währenddessen spazieren.

Das Spannende an New Work ist: Das gute alte Arbeiten, Old Work also, wird wieder attraktiver. Man vermisst seine Kollegen und das ruhige Büro ohne Kindergeschrei mutet auf einmal wieder angenehm an. Folgende Digital-Detox-Tipps gelten für jede Form der Arbeit: Sie helfen dabei, Stress zu minimieren und dadurch dauerhaft leistungs- und widerstandsfähiger zu sein.

- Die wichtigste Regel zuallererst – schalten Sie das Diensthandy aus, sobald Ihre Arbeitszeit vorbei ist. Solange Sie kein Arzt im Notdienst sind, hängt von Ihrer Erreichbarkeit kein Menschenleben ab.
- Lassen Sie Ihren Arbeitsstress dort, wo er hingehört – in der Arbeit! Schließen Sie nicht nur buchstäblich, sondern auch mental die Tür hinter sich.
- Machen Sie keine unbezahlten Überstunden. Beginnen und beenden Sie Ihren Arbeitstag am Arbeitsplatz und nicht schon auf dem Weg dorthin bzw. auf dem Weg nach Hause.
- Visualisieren Sie sich Ihre E-Mails als Papierstapel. Schön, wenn dieser kleiner wird.
  - Kein Multitasking: Erledigen Sie eine Aufgabe nach der anderen.
  - Planen Sie regelmäßig Pausen ohne Bildschirm ein. So können sich Augen und Geist entspannen.

- Leiten Sie keine Arbeitsmails auf Ihr privates Handy oder Ihren privaten Rechner weiter.
- Antworten Sie auf Geschäftsmails nur während der Arbeitszeiten. Wenn es Ihnen während Ihrer Freizeit trotzdem ein wichtiges Anliegen ist, etwas in einer E-Mail zu formulieren, setzen Sie diese als Entwurf auf, schicken sie aber trotzdem erst am nächsten Arbeitstag ab.
- Lassen Sie sich nicht durch eintreffende E-Mails in Ihrem Arbeitsfluss unterbrechen. Sie werden nur in Ihrer Konzentration gestört und brauchen letztlich mehr Zeit für alles. Sinnvoll ist, wenn Sie Ihre Mails zu festgelegten Zeitpunkten checken und *an einem Stück* abarbeiten bzw. zurückrufen. Besonders sinnvoll ist es, auch am Arbeitsplatz die Benachrichtigungstöne für E-Mails auszuschalten.
- Nehmen Sie sich täglich mehrere Stunden am Stück, in denen Sie völlig ungestört arbeiten können. Sprich: Nehmen Sie in dieser Zeit auch keine Anrufe entgegen. Sie können dadurch effektiv das Wichtigste erledigen. Blockieren Sie diese Flow-Zeiten in Ihrem Kalender, indem Sie sich selbst einen entsprechenden Termin einstellen.
- Prinzipiell gibt es zwei Möglichkeiten, sinnvoll mit E-Mails umzugehen: Entweder Sie fassen jede E-Mail *nur einmal* an, sprich: Sie öffnen diese, antworten darauf oder löschen sie, oder Sie priorisieren, antworten auf wichtige Mails zügig und legen E-Mails, die weniger dringend sind, in entsprechenden Ordnern ab bzw. markieren sie, sodass Sie diese nicht vergessen, aber dann bearbeiten können, wann es Ihnen passt. Letztlich ist es Typsache – entscheiden Sie sich für die Variante, die Ihnen und Ihrem Arbeitsmodus besser zusagt.

- Halten Sie es kurz: Wenn es nur darum geht, Termine oder etwas anderes zu bestätigen, ergibt es Sinn, lediglich die Betreffzeile dafür zu nutzen.
- Checken Sie keine Mails im Urlaub. Machen Sie sich bewusst, dass im Job jeder, auch Sie, ersetzbar ist. Wer denkt, dass ohne ihn die Firma zusammenbricht, wird im Urlaub nur schwer die Finger vom Handy lassen können. Vertrauen Sie Ihren Kollegen, die Sie vertreten.
- Geben Sie Ihren wichtigsten Kontakten, zum Beispiel Ihrer Familie, Ihre Festnetznummer im Büro. So können Sie Ihr privates Handy einfach ausschalten und trotzdem im Notfall erreichbar sein.
- Wenn Sie durch den Stress an Ihrem Arbeitsplatz ernsthafte gesundheitliche Probleme bekommen, fragen Sie sich kritisch: Ist es das tatsächlich wert? Oder wäre ein Jobwechsel für Ihre Gesundheit sinn- und wertvoll?
- Fragen Sie sich: Wie würde Ihr perfekter Arbeitstag aussehen? Und wie können Sie diesem so nahe wie nur möglich kommen?

Und jetzt kommt noch eine kleine Challenge, die nicht nur Ihnen, sondern auch anderen zugutekommt:

> **@ Digital Detox Challenge: Keine Kopien**
> Machen Sie Ihren Kollegen eine Freude: Setzen Sie nicht immer alle in cc. In der Arbeit freut sich jeder über Mails, die er nicht bekommt. Und, wenn möglich: Überbringen Sie Ihre E-Mails persönlich: Gehen Sie ins Zimmer Ihrer Kollegen, besprechen Sie die Inhalte unter vier Augen – wetten, dass Sie so schneller ans Ziel kommen?

🔔 Digital Detox Reminder

Die Zeiten ändern sich. New Work ist herausfordernd – aber eben auch eine Chance. Mit Digital Detox bleiben Sie entspannt. Modernes Arbeiten soll Spaß machen, sinnstiftend und keine Qual sein. Seien Sie selbstbewusst. Wer nach Feierabend oder im Urlaub für seinen Chef nicht erreichbar ist, ist nicht faul, sondern besitzt innere Haltung. Bewahren Sie sich den Überblick, halten Sie Ordnung und machen Sie sich klar, dass Sie effektiver sind, wenn Sie eine Aufgabe nach der anderen fokussiert erledigen und nicht permanent multitasken.

8

Unseren täglichen Chat gib uns heute

Warum Vernetzungsmedien religiöse Bedürfnisse befriedigen und wie Sie online Ihr gutes Karma behalten

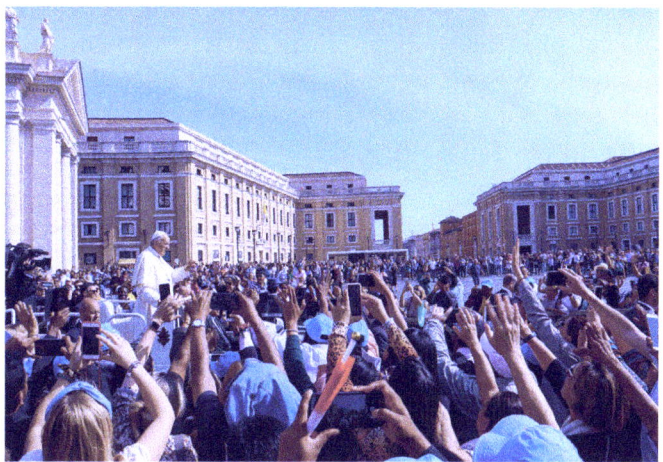

Bild: Ágatha Depiné, unsplash.com

> **Beispiel**
>
> Sie glauben …
>
> a) … an Gott, den Vater, den Allmächtigen, den Schöpfer des Himmels und der Erde.
> b) …, dass Elvis noch lebt.
> c) …, dass vegane Ernährung unsterblich macht.
> d) … an Steve Jobs, den ewigen iGod.

Was haben digitale Medien mit Religion zu tun? Eine ganze Menge. Wenn man unsere Verrücktheit nach digitalen Medien verstehen will, kommt man gar nicht drum herum, ihren durch und durch religiösen Tenor zu beachten. Wir haben bereits von Ursehnsüchten gesprochen, die Vernetzungsmedien befriedigen. Das trifft auch in religiöser Hinsicht zu. Wir Menschen sind spirituelle Wesen, nach wie vor. Allerdings differenziert sich unser Glaubenssystem immer mehr aus. Wer nicht mehr in die Kirche geht, macht dafür Yoga, erklärt Bio zu seiner neuen Religion, glaubt daran, dass Reichtum unsterblich macht oder dass Mode und Luxus uns vom profanen Dasein auf Erden erlösen. Ersatzreligionen boomen. Schon bei Luther heißt es: „Woran du dein Herz hängst, das ist dein Gott." Tja. Unnötig zu sagen, dass man sein Herz an so manche Dinge hängen kann. Auch an sein Handy. Aber fangen wir langsam und von vorne an. Die Nähe zur Religion manifestiert sich bereits im Prinzip der Verbundenheit. Soziale Netzwerke ähneln Glaubensgemeinschaften: Gleichgesinnte schließen sich in einer Art Gemeinde zusammen und tun, ja was? Oftmals beten sie den gleichen Gott an. Egal ob in Form von „Followern" auf Twitter oder Instagram oder als Fan auf Facebook – soziale Netzwerke machen das Vergöttern von Stars und Sternchen leicht und bündeln einzelne Anhänger in ganzen Gruppen.

Auch Marken, insbesondere Apple, sprühen vor religiöser Strahlkraft (denken Sie an die langen Schlagen vor den Stores). Ein Einzelner, der Apple-Gründer Steve Jobs, wurde zu einer Art Gottheit überhöht. Die Apple-Jünger sind schließlich im Glauben an die Marke vereint. Die dadurch gestiftete Gemeinschaft trägt deutlich religiöse Züge. Und das ist noch längst nicht alles. Religion findet tatsächlich ständig und überall statt, wenn man sich der Forschungsrichtung „Alltagsreligion" öffnet.

Transzendenz ist auch im Alltag erfahrbar
Dieser Zweig der Religionswissenschaften erlaubt es, Religiosität auch im Alltag als ernsthaftes Phänomen zu verstehen und somit die Kluft zwischen heilig und profan zu schließen. Religiöse Erfahrungen, Erfahrungen der Transzendenz, können demnach überall – nicht nur in heiligen Hallen – stattfinden. Indes ist der Transzendenzbegriff nicht gänzlich unproblematisch, schon alleine deswegen, weil es sich um einen subjektiven Bewusstseins- und keinen klar messbaren Aggregatzustand handelt. Bemüht man sich dennoch um eine Definition, so kann diese wie folgt lauten: Es handelt sich bei Transzendenz um einen Zustand, der das banale Alltagsempfinden übersteigt. Es handelt sich um eine Schwellensituation, den Übergang von einer in eine andere Welt. Derartige Pforten gibt es auch im alltäglichen Leben und zwar nicht zu knapp: Wenn beispielsweise ein Apple-Fan innerlich zutiefst ergriffen ist, wenn er einen Apple-Store betritt, so kann dies legitim als alltägliche Transzendenzerfahrung gelten. Das Herz geht auf, die Sinne werden geschärft, das Bewusstsein scheint erweitert. Doch kommen wir mit digitalen Medien tatsächlich ins Paradies auf Erden? Ein Blick in die Geschichte der Technik zeigt,

dass dieser stets ambivalent begegnet wurde: Während Befürworter ihr Erlösungsqualitäten zusprechen, fürchten andere den Untergang der Menschheit. Durch Technik scheint alles besser werden zu können. Oder aber schlechter. Technischer Fortschritt schwankte schon immer zwischen Himmel und Hölle. Vernetzungsmedien erlösen uns vermeintlich von unserer Einsamkeit, in sozialen Netzwerken findet scheinbar jede verlorene Seele ihren Platz. Und doch ist dieses Erlösungsversprechen tückisch. Oder anders formuliert: So richtig gutes Karma kommt bei diesen Online-Religionen nicht rum. Warum?

Es fehlen Tiefgang und Beständigkeit. So spektakulär die Heilserwartungen an die Technik anmuten, so erschöpfen sich diese doch schnell. Im Vergleich zum herkömmlichen Glauben werden die Defizite der Technikanbetung schnell offensichtlich.

Die Stille finden wir in uns selbst
Denn konventioneller Glaube tut tatsächlich gut. Forscher wollen das nachweisen können und attestieren den Frommen unter uns eine gesündere Lebensweise samt stabilerem Immunsystem, stabileren Beziehungen und stabilerem Freundeskreis. Konventionelle Religion birgt ein heilsames Versprechen in sich: Es gibt etwas Größeres als mich, etwas, das sich meinem Verständnis entzieht, etwas, das über allem steht, das lenkt und ordnet, das entscheidet, dem ich mich hingeben kann. Wer glaubt, hat gute Chancen, tatsächlich selig zu werden. Sprechen wir von der beruhigenden Funktion von Glauben: Die Stille, die Besinnung, das Schweigen, all das ist Teil von Religion. Der Boom, den Yoga, Achtsamkeit oder die kurze Kloster-Auszeit erleben, spricht für sich. Wenn gestresste Journalistinnen abends ihre Matten ausrollen oder überforderte Manager aus der weltlichen Welt hinter dicke Klostermauern fliehen, versprechen sie sich Heilung,

Entspannung, Frieden. Dabei ist dieses Kloster – nehmen wir es als Sinnbild für einen Zustand der Stille – in uns selbst. Alles, was wir für diesen Zustand der Tiefenentspannung brauchen, ist in uns. Wir können dieses Potenzial mobilisieren, wenn wir ein Bewusstsein dafür entwickeln. Busy zu sein, gestresst zu sein war irgendwann mal geradezu ein Statussymbol. Heute ist das sowas von Nineties und schlicht und ergreifend ein Beweis für mangelndes Selbstbewusstsein, wenn jemand sein klingelndes Telefon braucht, um sich wichtig zu fühlen. Zeit zu haben, Ruhe zu haben, entspannt zu sein, das ist Luxus. Seien Sie gut zu sich selbst – gönnen Sie sich ihn.

Das Gefühl der Verbundenheit entsteht im Gehirn
Schlagen wir nochmal den Bogen zwischen dieser religiösen bzw. spirituellen Dimension zum Anfang des Buches: Vernetzung, also das Gefühl der Verbundenheit, ist ein Urbedürfnis. Unser Bewusstsein strebt nach dem Gefühl der Einheit. Wir denken uns, wir wähnen uns in Verbundenheit zu anderen Menschen und das ist für uns von elementarer Bedeutung. Es gibt uns Sicherheit, es bestätigt uns in unserem Menschsein. Die Tatsache, dass dieses Gefühl der Verbundenheit eine rein intellektuelle Leistung ist, sprich: das Gefühl der Verbundenheit zu anderen rein in unserem Gehirn entsteht, birgt auch eine große Chance: Wir können es selbst in uns erzeugen.

Nehmen wir Gebet und Meditation als Beispiel. Ob ein Gott Sie hört oder nicht, spielt vielleicht gar keine so große Rolle, wie Sie denken. Wer meditiert – oder betet –, versetzt sich in einen mentalen Zustand der Fokussiertheit. Meditierende können Emotionen wie Liebe oder Ekel sehr genau innerlich heraufbeschwören. Inzwischen hat man genügend Mönche ins Labor geschickt, um zu belegen, dass dies tatsächlich zutrifft. Was lernen wir daraus? Wir sind, was wir denken. Wer sich einredet, einsam und allein zu sein, wird anfangen, diese Gedanken tatsächlich zu glauben. Wer jedoch alleine in der Einöde ist und sich imaginär in Verbundenheit wähnt, wird sich nie einsam fühlen. Nochmal: Es liegt eine unglaubliche Chance in dieser Tatsache: Wir können uns glücklich denken. Uns rein mental rückbinden. Eins werden – womit auch immer wir eins sein wollen. So ist es auch das Ziel jeder Meditation, einen Zustand der Einheit von Ich und Welt zu erreichen. Die Subjektgrenzen sollen fallen und alles soll gefühlt zueinander fließen. Dieses Gefühl, mit allem verbunden zu sein, lässt sich systematisch trainieren. Meditation ist kein Hokuspokus, sondern in gewisser Weise Gehirnsport wie Schach. Wir brauchen höchste Konzentration dafür. Trimmen Sie Ihr Bewusstsein, so wie Sie Ihren Körper in Form bringen. Es lohnt sich: Sie können in sich wohltuende Gefühle kultivieren. Sie können Liebe imaginieren und damit Liebe tatsächlich spüren. Sie können dadurch innere Balance, Widerstandskraft und allem voran Glück erreichen – und das dauerhaft. Meditation muss kein oberflächliches „Alles-wird-gut"-Gerede sein. Sie kann auch achtsame Erforschung unseres Bewusstseins sein. Ein solches Gefühl der friedlichen und mitfühlenden Verbundenheit kann kein Chat, keine E-Mail, kein Telefonat leisten. Es muss tief in uns selbst entstehen. Die Technik kann uns diese Anstrengung nicht abnehmen. Aber wir können sie dennoch sinnvoll auf dem Weg dorthin nutzen.

Wie das geht, erfahren Sie nun.

Digital Detox aktiv – Entspannung statt Stress: Konnotieren Sie Ihr Handy neu!
Wer sagt, dass Handys immer nur stressen müssen? Das müssen sie überhaupt nicht. Medien können wunderbar sein, wenn wir Sie uns dementsprechend zunutze machen. Fangen wir gemeinsam an.

Reduzieren Sie den Lärm

Laden Sie ganz konkret die Stille in Ihr Leben ein. Denn nur wenn Sie den digitalen Lärm bewusst ausschalten, ermöglichen Sie sich, Ihre eigene innere Stimme wieder wahrzunehmen. Hören Sie auf das, was Sie Ihnen sagt. Reduzieren Sie bewusst die Signaltöne, die unnötig sind, die Sie stören, unterbrechen, stressen und integrieren Sie so wieder mehr Ruhe in Ihren Alltag.

- Fangen Sie bei Ihrem Klingelton an. Ist es wirklich notwendig, dass er an ist? Wenn Sie Ihr Handy auf Vibrationsalarm stellen, reduzieren Sie eine Lärmquelle, wofür Ihnen auch andere Menschen – zum Beispiel im Café, in der Bahn oder Ihre Nachbarn im Garten – dankbar sein werden.
- Wenn Sie merken, dass Ihnen selbst der Vibrationsalarm zu viel ist, stellen Sie auch diesen aus. So sehen Sie eingegangene Anrufe, werden aber nicht unmittelbar dadurch aufgeschreckt und können zurückrufen, wann Sie wollen. Gerade wenn Sie nicht unbedingt erreichbar sein müssen, ist dies eine sinnvolle Möglichkeit, Alltagsstress zu reduzieren.
- Wenn Sie nicht auf Ihren Klingelton verzichten wollen, wählen Sie einen ruhigen Ton, eine Melodie, die nicht bereits alleine durch ihr Erklingen Stress auslöst.
- Wenn möglich, stellen Sie für Ihre Favoriten andere Klingeltöne ein als für normale Kontakte. So können Sie bereits durch das Hören entscheiden, ob Sie rangehen wollen oder nicht.
- Differenzieren Sie, wer Sie erreichen soll und wer nicht. Nutzen Sie öfter den Ruhemodus, wie ihn die meisten Telefonbetriebssysteme anbieten: Wenn es unbedingt sein muss, können Sie dort auch einstellen, dass bestimmte Kontakte trotzdem durchgestellt werden.

- Überprüfen Sie auch Ihre Benachrichtigungen: Ist es wirklich notwendig, dass Sie immer unmittelbar durch einen Signalton über eine neue Schlagzeile, die Ihre Nachrichten-App bereitstellt, benachrichtigt werden? Wie sieht es mit Messenger- oder E-Mail-Benachrichtigungen aus? Reicht nicht eine stündliche Aktualisierung? Mehr noch: Brauchen Sie überhaupt eine Benachrichtigung? Zumindest bei E-Mails gilt: Am besten, Sie schalten diese ganz aus.

- Weniger Farben, weniger Reize: Mehr Ruhe für die Augen erreichen Sie, indem Sie den Schwarz-Weiß-Modus für den Bildschirm aktivieren.

Nutzen Sie meditative Programme
Um entspannter an Ihren Projekten arbeiten zu können, empfiehlt sich zudem die Installation eines entsprechenden Programms, das Störungen minimiert und auf eine ruhige Ästhetik setzt. Folgende Software bietet eine ablenkungsfreie Benutzeroberfläche:

- OmmWriter ist ein Schreibprogramm mit meditativer Wirkung. Gedanken können so ungestört fließen.
- Auch Word hat die Funktion, den Hintergrund auszublenden.
- FocusWriter: Wie der Name sagt, fördert das Programm das fokussierte Arbeiten.
- Ulysses: Programm für iOS und Mac für eine ruhige Schreiberfahrung und effizientes Dokumentenmanagement.

Entdecken Sie Entspannungsapps
Wenn Sie all diese Tipps für mehr Ruhe beherzigen, sind Sie dem guten Karma schon einen wesentlichen Schritt

nähergekommen! Was Sie jetzt noch tun können, um diesen angenehmen Effekt zu steigern? Installieren Sie eine Entspannungs-App. Davon gibt es inzwischen viele und gute: Von der *Achtsamkeits-App* über *Breathing Zone* bis hin zu *Calm* (das sind nur die ersten drei Buchstaben des inzwischen langen Meditations-App-ABC), stöbern Sie unter dem Suchbegriff „Entspannung" im App Store oder Google Play Store, Sie werden sicher fündig. Auch ein Blick in Spotify und YouTube lohnt sich: Es gibt viele geführte Meditationen (das ist auch der Suchbegriff), z.B. von *Headspace*, die dabei helfen, im Alltag runterzukommen. Wichtig: Laden Sie am besten Ihre Lieblingsmeditation runter und schalten Sie dann in den Flugmodus. So können Sie jederzeit in Ruhe eine geführte Meditations- oder Entspannungsübung machen. Sie können sich auch Erinnerungen einstellen, sodass Sie regelmäßig eine kurze Auszeit nehmen. Dabei gilt: Schon fünf Minuten sind ein guter Anfang. Fangen Sie klein, aber entschlossen an.

Prima. All diese Tipps machen schon einen enormen Unterschied. Und mit folgender Challenge üben Sie sich noch in meditativer Alltagsruhe!

> **Digital Detox Challenge: Stillhalten**
>
> Nutzen Sie kleine Alltagsmomente, zum Beispiel an der Ampel, als meditative Besinnungspausen: Greifen Sie nicht zum Handy, sondern atmen Sie besonders tief und ruhig durch, bis diese wieder auf Grün schaltet.

> **🔔 Digital Detox Reminder**
>
> Sie assoziieren Ihr Handy mit Stress? Dann ändern Sie das. Es kommt nur auf die Nutzung an. Lassen Sie sich nicht permanent stören. Schalten Sie Unruhequellen konsequent aus. Machen Sie sich bewusst, dass jeder Signalton Sie in einer Tätigkeit unterbrechen, Sie aufschrecken und Stress auslösen kann. Und nicht zuletzt: Schalten Sie Ihr Handy in den Flugmodus, wenn Sie eine Entspannungs-App benutzen.

9

Alle mal herschauen – oder nicht

Warum auf Social Media jeder jeden überwacht und wie Sie Ihre Privatsphäre schützen

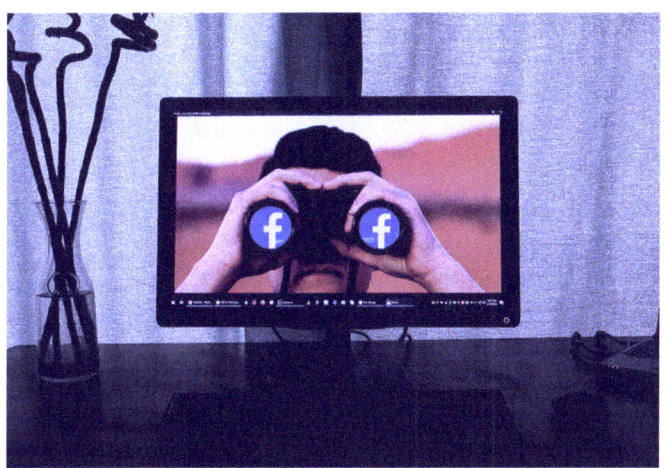

Bild: Glen Carrie, unsplash.com

> **Beispiel**
>
> Wenn Sie auf Facebook sind, …
>
> a) … klicke ich mich durch die Fotoalben von Freunden und lande immer bei den Fotoalben von Freunden meiner Freunde.
> b) … sollte ich eigentlich arbeiten. Mein Chef schaut nur gerade weg.
> c) … schaue ich erstmal nach, wer meiner Freunde seinen Beziehungsstatus geändert hat.
> d) … checke ich mein Date von letztem Samstag aus und überlege dann, ob es noch ein zweites gibt.

Spätestens seit *The Social Dilemma* ist klar: Ganz so ohne sind soziale Netzwerke nicht. Die Netflix-Doku aus dem Jahr 2020 hat ein Bewusstsein für die Problematik von Social Media erzeugt. Die Vorwürfe des Films sind hart und deutlich, darunter: Social Media mache süchtig, nutze Algorithmen, die ein destruktives Nutzerverhalten fördern, sammle Daten und gefährde die Privatsphäre.

Facebook selbst, das nach wie vor größte und beliebteste soziale Netzwerk, wehrt sich vehement. Facebook wolle Werte schaffen, keine Sucht erzeugen; Facebook platziere Werbung nur deswegen, damit es kostenlos bleibe; Algorithmen machten die Plattform relevant und hilfreich, verbesserten die Nutzererfahrung; Facebook verbessere stetig den Datenschutz usw.

So weit, so gut – oder schlecht. Wohl kaum jemand glaubt also mehr daran, dass Daten im Internet wirklich sicher sind. Es ist kein Geheimnis, dass Internetgiganten von jedem von uns Daten sammeln, diese auswerten, Persönlichkeitsprofile erstellen und uns Inhalte, natürlich insbesondere auch Werbung, vorschlagen, die auf unsere Interessen zugeschnitten ist. Wann wir was tun, was wir mögen, was wir meiden, was wir kaufen, mit wem wir vernetzt sind, all das ist kein Geheimnis für Facebook & Co. Ortungsdienste verraten, wann wir uns wo wie lange aufhalten. Unser digitales Verhalten macht uns zum gläsernen Menschen – und natürlich lässt sich damit viel Geld machen.

Wir machen uns zu Gefangenen

Was aber können wir wirklich tun – dauerhaft, unkompliziert und effektiv – um unsere Privatsphäre zu schützen? Wir können noch einmal zum Ausgangspunkt von Digital Detox zurückkehren, dem Bewusstsein, mit dem alles beginnt. Indem wir uns Dinge klar machen und umdenken, können wir viel bewegen – ganz aus uns selbst heraus, ohne dass wir uns darauf verlassen müssen, dass andere uns schützen. Denn all diese Technologien sind nur ein Angebot – ob wir sie nutzen und wie wir sie nutzen, obliegt alleine uns. Und weil wir uns selbst immer mehr zum gläsernen Menschen machen, müssen wir uns eine Frage stellen: Machen wir uns damit selbst zu Gefangenen? Das ist, zugegeben, eine sehr plakative, aber eine berechtigte Frage. Doch fangen wir erst einmal bei der Beobachtung an. Beobachtung ist zunächst eine sinnvolle Tätigkeit. Eine Tätigkeit, die unabdingbar für jegliche Forschung, jegliches Entdecken ist. Die Frage „Siehst du auch genau hin?" ist von unbeschreiblich großem Wert und wir dürfen, ja sollten Sie uns durchaus regelmäßig stellen. Fragen Sie sich selbst: Schauen Sie genau hin? Also *genau*? So richtig *genau genau*? Gehen Sie mit offenen Augen durch das Leben? Schauen Sie auch bei sich selbst *genau* hin? Nur wer beobachtet, dem fallen Dinge auf. Wer beobachtet, kann erkennen, dass Wolken aufziehen und es bald regnen wird. Wer beobachtet, kann erkennen, welche Tiere welche Spuren im Schnee hinterlassen. Wer beobachtet, der sieht, was zwischen Menschen passiert, auch wenn sie nicht sprechen. Wer beobachtet, kann Zaubertricks durchschauen. Wer beobachtet, kann Lügner entlarven. Wer beobachtet, kann die Schönheit eines Tautropfens erkennen. Wer beobachtet, sieht mehr. Wer so gut wie Sherlock Holmes beobachtet, kann sogar richtig sexy wirken – das zeigt uns der Schauspieler Benedict Cumberbatch in seiner Interpretation des Privatdetektivs mustergültig. Beobachten, kombinieren, dabei gut aussehen, was will man mehr? Beobachtung ist allerdings ein weites Feld – differenzieren wir sie also aus.

Es gibt immer was zum Schauen
Jenseits des gesunden, interessierten, aufmerksamen Hinsehens gibt es auch noch das aufdringliche, unangenehme Beobachten. Wir finden diese Form der Beobachtung in Begriffen wie Ausspähen oder Ausspionieren. Der Unterschied zwischen der positiven Form und der negativen Form der Beobachtung ist die *Grenzüberschreitung*. Beim Ausspionieren handelt es sich um eine als subjektiv grenzüberschreitend empfundene Tätigkeit Dritter. Kurz: Irgendjemand versucht in die eigene Privat- und Intimsphäre einzudringen. Was hat das nun mit dem Vernetzungsmedien zu tun und mit der Notwendigkeit des Digital Detox? Jede Menge.

Zunächst einmal verursachen Vernetzungsmedien eine drastische, oftmals selbst verursachte Verschiebung der Grenze von privat und öffentlich. Indem wir Dinge aus unserem Privatleben, zum Beispiel Urlaubsfotos, auf sozialen Netzwerken wie Facebook öffentlich stellen, laden wir zu einer *Beobachtung unseres Lebens* ein. Wir öffnen buchstäblich das Tor zu unserem Privatleben. Es liegt in unserer Freiheit, dies zu tun. Doch wir vergessen, dass wir unsere Freiheit sehr leicht und sehr schnell verspielen. Die negativste Variante der Beobachtung ist die Überwachung. Wer sein eigenes Leben maximal transparent macht, indem er so viel wie möglich von sich preisgibt, der erlaubt anderen, ihn zu beobachten. Das ist auf einer freundschaftlichen Ebene zunächst nichts Ungewöhnliches oder stark Bedenkliches – soziale Kontrolle findet auch im nichtvirtuellen Leben ständig statt und bis zu einem gewissen Maß kann sie auch sinnvoll sein – zum Beispiel, wenn man erkennt, dass jemand in Not ist. Die soziale Kontrolle aber, die sich automatisch in soziale Netzwerke einschleicht, ist bedenklich. Sie ist insofern bedenklich, da sie an jene Konzepte eines radikalen Überwachungssystems erinnern, vor denen Theoretiker schon vor langem gewarnt haben. Zum Beispiel der Philosoph Michel Foucault.

Foucaults Theorie der Überwachung ist aktuell
Foucault hat über vieles geschrieben, zum Beispiel über *Die Ordnung der Dinge* oder *Sexualität und Wahrheit* oder eben Gefängnisse. Genau genommen: *Die Geburt des Gefängnisses*. Foucault zeichnet die Entwicklung der Züchtigungsanstalten nach und kommt zu der Erkenntnis, dass eine entscheidende Wende darin besteht, die körperliche Folter durch abstrakte Überwachungsmaßnahmen, die im Konzept des auf Jeremy Bentham zurückgehenden Panopticons, einer „Utopie der perfekten Einsperrung" gipfeln. Den zentralen Ausschlaggeber für den Beginn eines solchen streng-disziplinarischen Überwachungssystems erkennt Foucault im Grassieren der Pest im 17. Jahrhundert: Um die Krankheit so weit wie möglich kontrollieren zu können, wurden entsprechende Maßnahmen ergriffen, die den Behörden zur Übersicht und Überwachung dienten: So musste jeder Krankheitsfall gemeldet und verzeichnet sein – ein Versuch der Obrigkeit, dem mit der Krankheit einhergehenden Chaos Herr zu werden und somit die eigene Macht zu sichern. Der Pest wurde mit Ordnung begegnet, das Pathologische wurde systematisch registriert. Für Foucault stellt die

Pest sogar eine Art politischen Traum dar. Die Krankheit „legitimiere" ein Eindringen des Staatsapparates in die intimsten Zonen der Privatsphäre und ermögliche eine zuvor noch nie dagewesene Disziplinierung der hierarchisch niedriger Gestellten. Kommt Ihnen seit Corona vielleicht alles bekannt vor. Für Foucault steht fest, dass sich auch moderne Formen der Überwachung von diesem radikalen Einschnitt durch die Pest und der damit verbundenen Systemänderung der sozialen Kontrolle ableiten lassen. Wie kein zweites Symbol bringt das von Bentham konzipierte Panoptikum die Vorstellung der vollkommenen Überwachungsmöglichkeit zum Ausdruck.

Der Gefangene wird sichtbar
Das panoptische Prinzip pervertiert letztlich die Idee des längst überholten Kerkers: Der Gefangene soll nicht mehr weggesperrt, sondern vollkommen sichtbar sein. Einer ringförmigen Arena gleich, reihen sich die offenen und somit einsehbaren Zellen der Gefangenen aneinander. In der Mitte des Panoptikums steht ein Turm, in dem die Wächter sitzen und jede Zelle einsehen können, jedoch selbst wiederum nicht sichtbar sind. Der totalen Transparenz der Häftlinge steht die totale Intransparenz der Wächter gegenüber. Foucault betont, dass die Sichtbarkeit zur Falle wird. Denn der zentrale Effekt des Panoptikums besteht darin, dass sich die Gefangenen der eigenen Sichtbarkeit permanent bewusst sind, was die Sicherung der Macht garantiert. Sie *wissen*, dass sie beobachten werden, und verhalten sich dementsprechend. Eine Analogie zwischen dem Benthamschen Panoptikum und dem in sozialen Netzwerken bestehenden Beobachtungskonzept zu ziehen, ist mehr als legitim: Internetnutzer werden selbst in den sozialen Netzwerken zu Überwachten und Bewachern und tragen zudem freiwillig dazu bei, das große Spiel des

transparenzbedingten Gefangenseins ungezwungen mitzuspielen. Wir liefern uns gewissermaßen selbst aus. Und mehr noch: Die radikalste Konsequenz ist, dass wir nicht nur unter der permanenten Beobachtung anderer stehen, sondern auch unter permanenter *Selbstbeobachtung*. Zentral wird hierbei die Frage: *Wie würde ich mich verhalten, wenn andere mich sehen könnten?* Im eigenen Bewusstsein wird sozusagen eine omnipräsente Beobachterinstanz installiert. Ein imaginäres kleines Männchen, das uns über die Schulter schaut und fragt: Hält das, was du tust, den prüfenden Blicken anderer stand? Klingt anstrengend? Ist es auch.

Digital Detox ist wie ein Sichtschutz
Vergessen Sie niemals wie wohltuend es ist, wenn man nicht gesehen werden kann. Stellen Sie sich vor, Sie liegen an einem unglaublich vollen Strand, überall tummeln sich die Menschen. Nun stellen Sie Ihre Sonneninsel auf, auf der Sie nicht nur bequem liegen, sondern auch ungestört sind. Der Sonnenschirm schützt Sie – vor UV-Strahlung, vor Wind, aber eben insbesondere auch vor neugierigen Blicken. Digital Detox ist ein bisschen wie dieser Sonnenschirm: Wenn Sie doch Ihre Bikinifigur zeigen wollen, können Sie aufstehen und zum Wasser laufen. Wenn Sie aber wieder für sich sein wollen, legen Sie sich unter den Schirm.

Natürlich ist Sichtbarkeit auch eine Chance – gerade in beruflicher Hinsicht lohnt es sich, auf sozialen Netzwerken auffindbar zu sein. Dennoch ist es wichtiger denn je, gut abzuwägen, ob, wann und womit man sicht- und damit beobachtbar werden will. Eine goldene Digital-Detox-Regel lautet daher: *Bewahren Sie die Balance zwischen Sichtbarkeit und Unsichtbarkeit.* Halten Sie Privates privat. Bewahren Sie diese Grenze zu Ihrem Privatleben unbedingt, denn sie ist Ihr Schutzwall gegenüber fremden

Blicken. Denken Sie an Foucault und daran, dass Unsichtbarkeit Freiheit bedeutet.

Mit diesen Tipps gelingt Ihnen diese Balance mühelos.

Digital Detox aktiv – Überprüfen Sie Ihre digitale Präsenz

- Wenn Sie als Privatperson online sind: Überprüfen Sie Ihre Einstellung in sozialen Netzwerken. Richten Sie ein, dass Ihr Profil nur für Freunde einsehbar ist.
- Wenn Ihre Online-Präsenz für jeden einsehbar ist, fragen Sie sich: Wollen Sie wirklich so gesehen werden? Wie wollen Sie gesehen werden? Wollen Sie überhaupt gesehen werden? Auf jeden Fall gilt: Bleiben Sie professionell. Das fängt schon beim WhatsApp-Bild an. Jeder, der Ihre Nummer hat, kann dieses sehen. Also auch Ihr Chef. Bikini- oder Partyfotos sind daher kaum von Vorteil. Das gilt auch für Facebook & Co. Ist es wirklich notwendig, dass Sie Ihr gesamtes Urlaubsfotoalbum online stellen? Machen Sie sich bewusst, dass sich jeder Ihrer „Freunde" durchklicken kann. Fragen Sie sich lieber: Wem würden Sie tatsächlich ein Fotoalbum zeigen wollen? Fragen Sie sich: Warum ist es für Sie notwendig, diese Fotos öffentlich zur Schau zu stellen? Was versprechen Sie sich dadurch?
- Machen Sie sich bewusst, dass Sie im Netz permanent Spuren hinterlassen, auch mit jedem Like. Es ist ein bisschen wie mit einer Tätowierung: Was sich akut für Sie gut anfühlt, kann lange und schmerzhaft nachwirken. Auf einer Party will ein Fotograf ein Foto von Ihnen im betrunkenen Zustand schießen? Lehnen Sie besser ab.
  - Profile werden leicht gehackt. Verwenden Sie daher sichere Passwörter oder noch besser einen Passwortmanager.

- Loggen Sie sich immer aus, wenn Sie Ihr Profil verlassen und deaktivieren Sie „Angemeldet bleiben".
- Sie müssen nicht jede Freundschaftsanfrage annehmen – wählen Sie weise.
- Teilen Sie Ihre „engsten Freunde" in eine entsprechende Liste ein.
- Stellen Sie ein, wer Sie in Beiträgen markieren kann und wer nicht.
- Wenn Sie bei einem Post Ihren Standort angeben, sollte Ihnen klar sein, dass andere wissen, wo Sie sich aufhalten. Schalten Sie generell die Ortungsdienste aus.
- Auch wenn es nervt: Lehnen Sie Cookies ab.

Und jetzt ist ein guter Zeitpunkt für eine kleine Challenge, bei der Sie selbst erfahren können, wieviel Spaß es machen kann, auch einfach mal von der Bildfläche zu verschwinden!

> **Digital Detox Challenge: JOMO**
>
> Machen Sie eine Woche Social Media Detox. Das heißt: Sie posten nichts auf Instagram, TikTok & Co. und Sie schauen auch nicht, was andere gepostet haben. Starten Sie am besten an einem Sonntag und haben Sie keine Angst davor, was zu verpassen. Im Gegenteil, kultivieren Sie statt FOMO („Fear of missing out") JOMO („Joy of missing out"): Ganz nach dem Motto „Was ich nicht weiß, das macht mich nicht heiß" können Sie es genießen, dass Sie eine Woche lang einfach Ihre Ruhe haben. Ziehen Sie nach einer Woche ohne Social Media Ihr Resümee: Haben Sie das Gefühl, dass Ihnen etwas entgangen ist – oder nicht? War etwas wirklich Wichtiges dabei? Nutzen Sie Ihre Social Media Apps nach dieser Woche reduzierter: Stellen Sie sich ein Tageslimit von insgesamt maximal 30 Minuten – das reicht vollkommen, um auf dem Laufenden zu bleiben, ohne sich darin zu verlieren.

> **♠ Digital Detox Reminder**
>
> Bewegen Sie sich bewusst im digitalen Raum. Um es auf den Punkt zu bringen: Es kann schnell peinlich werden, wenn Sie zu viel von sich preisgeben. Und Sie machen sich dadurch uninteressant. Bleiben Sie geheimnisvoll. Es ist viel schöner, wenn Menschen Sie persönlich kennenlernen dürfen und nicht bereits Google alles über Sie verrät. Schützen Sie Ihre Privatsphäre – sie ist ein hohes Gut.

10

Das große Erzählen

Warum sich bei Instagram, Netflix & News alles ums Storytelling dreht und wie Sie echt gute Geschichten erleben

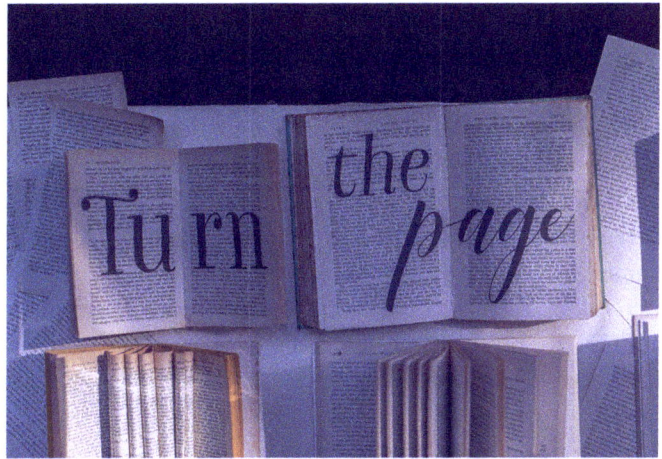

Bild: Daniel Schludion, unsplash.com

> **Beispiel**
>
> Wenn Sie Ihre nächste Instagram Story planen ...
>
> a) ... benutze ich mindestens drei Sticker, einen Hashtag, die Standortmarkierung und eine Umfrage. Algorithmus und so.
> b) ... was heißt hier Story? Stories! Ich poste jeden Tag mindestens fünf. #engagement
> c) ... schaue ich erstmal ein Tutorial mit den neuesten Hacks an.
> d) ... plane ich mindestens drei Stunden ein.

Schon mal darüber nachgedacht, warum die Instagram Story so heißt? Weil unser ganzes Leben aus lauter kleinen Erzählungen besteht. Und was tun wir eigentlich die ganze Zeit im Internet? Eben: Wir lesen und schreiben. Entgegen aller Bedenken, dass wir durch neueste Medien das Lesen verlernen, kann hier Entwarnung gegeben werden. Ganz so schlimm ist es nicht. Im Gegenteil: Wir lesen und schreiben vielleicht durch das Internet mehr denn je, ja das Internet kann als gigantisches Lese- bzw. Textmedium bezeichnet werden. Mehr noch, das Internet kann als paradigmatisches *Erzählmedium* gelten. E-Mails, Chats und SMS, aber auch Posts und besagte Stories sind nichts anderes als Erzählungen. Und die Menschen scheinen für ihr Leben gern zu erzählen.

Erzählen liegt uns im Blut
Werfen wir einen Blick in die Erzählforschung. Die geht nämlich davon aus, dass das Erzählen ein menschlicher Urtrieb ist, dass wir gar nicht anders können als uns immer und immer wieder Geschichten zu erzählen. So lässt sich die Bezeichnung des *Homo narrans*, also des erzählenden Menschen, prägen. Das Erzählen wirkt in diesem Sinne geradezu identitätsstiftend: Der Mensch

produziert fortlaufend in seinem Geiste Geschichten, bringt das täglich Erlebte somit in eine narrative Ordnung, baut Sinnzusammenhänge auf und wird zum Helden seines eigenen Lebensromans. Ein typisches Beispiel ist die Frage „Wie war dein Tag?" beim Abendessen: Wer über seinen Tag berichtet, selektiert, was wichtig und unwichtig, also *berichtenswert* und *nicht der Rede wert* ist. Kurz: Er *erzählt*. Erzählungen finden also nicht nur in Büchern und Filmen statt, sondern mitten unter uns, immerzu. Und sie finden explizit und nicht zu knapp durch Vernetzungsmedien statt. Bestes Beispiel hierfür ist der Social Media Feed: Die chronologisch geordneten Profilinhalte ist eine Art virtuell dargestellte Lebensgeschichte: Jeder Post ist ein neues Kapitel. Aber auch jede SMS ist eine Form der Erzählung, eine Minimalnarration oder schlichtweg Minierzählung. Jeder Status, ob bei Facebook, WhatsApp oder sonstwo, ist ein narratives Statement: Sie *erzählen* anderen, was Sie gerade machen. Doch wozu das Ganze? Es handelt sich um einen einzigen großen Wettlauf um die beste Geschichte. Denn wer die beste Geschichte erzählt, wird fürstlich belohnt.

Der beste Erzähler gewinnt Sympathien
Evolutionsbiologisch betrachtet sichert uns das Erzählen sogar das Überleben. Das klingt im ersten Moment ziemlich merkwürdig, ergibt aber doch Sinn: Erzählen ist eine Kunst. Wer toll erzählt, ist attraktiv. Wer toll erzählt, lockt Sexualpartner an, pflanzt sich fort, setzt sich evolutionsbiologisch durch. Die Erzählkunst wird in dieser Hinsicht zum schmückenden Attribut. Man kann das mit einem Pfau vergleichen: Die bunten Federn des Männchens dienen ja ausschließlich der Erregung der Aufmerksamkeit von Weibchen. So ähnlich ist es mit dem Erzählen: Legt jemand los und erzählt brillant, schlägt er sozusagen ein Pfauenrad. Staunen und Paaren inklusive.

Wer gut erzählt, leistet aber noch deutlich mehr: Ihm fliegen die Herzen, genauer: die Sympathien zu. Denn Erzählen und Empathie hängen eng zusammen. Sie kennen das aus Büchern oder Filmen: Mit welchen Figuren Sie sympathisieren, hängt maßgeblich mit der jeweiligen Erzählperspektive zusammen. Sehen Sie eine Geschichte aus der Perspektive eines Bösewichts, können Sie sogar mit diesem mitfühlen. Eine gute Erzählung vermag es, den Rezipienten um den Finger zu wickeln, ihn in die Geschichte empathisch einzubetten, ihn mitfühlen zu lassen. Genau darum geht es auch in digitalen Medien: Durch die dort stattfindenden Erzählungen wird ständig Empathie, also Mitfühlen generiert. Wer am besten erzählt, bekommt am meisten emotionales Feedback. Exemplarisch zeigen das die Likes: Die beste Story – und sei sie auch noch so kurz – bekommt die meisten Reaktionen. Der Wettlauf um die beste Geschichte im Netz entpuppt sich somit als Wettlauf um das meiste Gefühl, die meiste Empathie. Und wie wir nun wissen: Diese Likes sind ein Dopaminkick, der süchtig machen kann.

Social Media triggert den Erzähltrieb
Die Leistung, die digitale Medien hier vollbringen, ist enorm: Sie befriedigen unseren Erzähldrang (mailen, simsen, bloggen, tweeten etc.) und geben uns sichtbare Belohnungsreize (Likes). Trotzdem gilt es, dies zu problematisieren. Denn die im Netz stattfindenden Erzählungen stehen prinzipiell unter dem Vorzeichen der Performance: Es handelt sich um keine intim stattfindende Erzählsituation von Angesicht zu Angesicht, sondern um ein Erzählen unter Beobachtung bzw. ein auf Beobachtung ausgerichtetes Erzählen. Der Erzähler weiß, dass seine Story öffentlich ist, und performt daher dementsprechend: Er will gut aussehen. Er inszeniert sich. Er positioniert

sich als Held: Coole Posen dominieren in sozialen Netzwerken. Ein Selfie vom See auf Instagram, ein Video auf dem Motorboot auf TikTok – die Selbstinszenierung als Held ist in vollem Gange. Dabei kommt das Feedback schnell: Während ein Buch oft Monate oder Jahre braucht, um auf der Bestsellerliste zu landen (wenn überhaupt), erhalten wir in sozialen Netzwerken unmittelbar Rückmeldung, wie es um unser virtuelles Erzähltalent steht – anhand von Likes, Klicks und Followerzahlen. Ein Post kann schnell tausende von Likes erhalten – oder aber gar keine, was zur Folge hat, dass die Bestätigung und damit das erwünschte Glücksgefühl ausbleibt. Aber wie gesagt, diese virtuelle Dauerbespaßung ist wie eine Endlosschleife, durch Feeds kann man scrollen, bis der Daumen weh tut und natürlich alles deswegen, weil der permanent weitergesponnene Erzählstoff auf uns Sensationsgierigen wie ein Rauschmittel wirkt: Wir können auch nach Informationen süchtig werden. Und davon machen viele digitale Unternehmen Gebrauch: Nicht ohne Grund boomt online das serielle Erzählen.

Neuigkeiten wirken als Belohnung
Egal ob Netflix, Prime oder jede beliebige News-Seite: All diese Anbieter bieten uns in immer noch schneller werdender Geschwindigkeit Fortsetzungsgeschichten an. Kaum ist die zehnte Staffel der Lieblingsserie vorbei, kann man mit der nächsten anfangen. Insbesondere Corona hat das journalistische Format des Live-Tickers ausgereizt. Das Erzählen hört nicht nur nicht auf, sondern wir erhalten durch die digitale Beschleunigung und das immer breiter werdende Angebot zunehmend das Gefühl der Überforderung. Der nun schon so oft erwähnte Neurotransmitter Dopamin wird auch bei neuen Informationen ausgeschüttet und wir kommen in einen zunächst als angenehm empfundenen Erregungszustand. Das Fatale:

Unser Gehirn kann nicht zwischen relevanten und irrelevanten Informationen unterscheiden, jede neue Information befriedigt kurzzeitig unsere Neugierde. Ein Informationskick ist also ein Dopaminkick – und davon wollen wir schnell mehr und mehr. Kein Wunder also, dass wir klickanfällig sind und ständig die News-Seite aktualisieren oder beim Streamen komplett versagen, wenn es ums Abschalten geht.

Je mehr wir aber den digitalen Erzählungen verfallen, desto mehr entgehen uns die echten Erlebnisse, die zu tollen Erinnerungen werden. Wie oft haben Sie schon eine Verabredung abgesagt, weil „Netflix and Chill" doch bequemer war? Und aus einem stundenlangen Gespräch unter vier Augen wurde dann ein Chat? Das ist schade, denn die schönsten Geschichten erlebt man immer noch gemeinsam – und zwar im echten Leben. Das zeigen übrigens auch Serien selbst, denn war *Friends* nicht gerade deswegen so toll, weil alle Freunde unter einem Dach waren? Es so ein richtiges Miteinander war? Treffen sich nicht auch Carrie, Samantha, Charlotte und Miranda ständig – also so richtig, im Restaurant? Erleben nicht alle Filmfiguren spannende Abenteuer, um die wir sie beneiden – nur wir sitzen auf der Couch und tun, ja was, in einen Bildschirm schauen? Zeit, das zu ändern. Folgende Digital-Detox-Tipps helfen Ihnen dabei.

Digital Detox aktiv – Erleben Sie echt gute Geschichten

- Goldene Regel: Ein persönliches Treffen ist immer schöner als einsame Bildschirmzeit. Laden Sie öfter zum Offline-Dinner und nehmen Ihren Gästen in der Garderobe nicht nur hilfsbereit die Jacke, sondern auch das Handy ab.
- Ganz generell gilt: Machen Sie sich bewusst, dass Handlungen zum Nachahmen einladen. Wenn Sie vor

anderen zum Smartphone greifen, kann es gut sein, dass Ihr Gegenüber dasselbe tut – einfach nur, weil er Sie spiegelt. Schnell endet so eine schöne Konversation im Scrollen – schade.

- Oft genug wollen wir Erlebtes anhand von Handyfotos zeigen. „Das Hotel war so schön, warte mal, ich zeige es dir" – und schon scrollen Sie wieder durch die Galerie und bleiben am Handy hängen. Machen Sie es anders. Zeigen Sie keine Fotos, sondern beschreiben Sie Ihre Eindrücke vom Hotel, schmücken Sie diese aus: Wie rochen die Blumen im Garten, wie fühlte sich das Bettlaken an, wie schmeckte das Essen? Bringen Sie alle Sinne ins Spiel. Fotos können Sie später immer noch verschicken – im Hier und Jetzt aber zählt, dass Sie ein ungestörtes Miteinander haben und Bilder vor Ihrem geistigen Auge erstehen lassen.
- Wenn Sie Lust auf einen Fernsehabend haben: Streamen Sie mit Maß. Eine schöne Serie ist eine perfekte Belohnung nach einer getanen Arbeit (zum Beispiel Putzen oder Aufräumen), sollte aber nicht in eine Konsumorgie ausarten.
- Ein Screen ist mehr als genug. Viele schauen auf dem Fernseher Prime, chatten am Handy, shoppen am Tablet – und wundern sich, warum ganz am Ende Khaleesi doch nicht auf dem eisernen Thron sitzt, weil Sie die Hälfte nicht mitbekommen haben. Also: Wenn Sie schauen, schauen Sie aufmerksam und mit allen Sinnen.

  - Setzen Sie sich ein Limit – zum Beispiel die gute alte Spielfilmdauer von 1,5 Stunden.
  - Legen Sie die Fernbedienung außer Sichtweite, am besten oben auf einen Schrank – oft siegt die Faulheit, diese zu holen.

- Deaktivieren Sie die automatische Wiedergabe und Vorschau: Wenn Sie diese in den Einstellungen abschalten, wird nicht automatisch die nächste Folge abgespielt bzw. angeteasert. Ein guter Trick, um weniger zu streamen.

Wunderbar. Und mit folgender Challenge tun Sie sich noch etwas richtig Gutes!

> **📚 Digital Detox Challenge: Binge Reading**
>
> Wann haben Sie das letzte Mal stundenlang ohne Unterbrechung gelesen? Dann wird es Zeit! Erstellen Sie eine Leseliste anstatt einer Playlist. Nehmen Sie sich das Buch, wonach Ihnen gerade der Sinn steht. Schalten Sie alle digitalen Geräte ab. Machen Sie es sich gemütlich, bereiten Sie sich eine Tasse Tee zu, kuscheln Sie sich ein. Lassen Sie sich innerlich auf das Buch ein, tauchen Sie in die Welt ab. Lesen Sie für mindestens eine Stunde. Auch wenn es Ihnen am Anfang schwerfällt, sich zu konzentrieren, nach einer Viertelstunde gelingt es Ihnen bestimmt schon besser. Spüren Sie, wenn Sie das Buch schließen, nach, was die Geschichte mit Ihnen macht – und wie angenehm entspannt Sie sich durch diese stille Tätigkeit fühlen.

> **🔔 Digital Detox Reminder**
>
> Die besten Geschichten schreibt das Leben selbst. Ein Treffen mit Freunden, über das Sie noch lange sprechen, ist schöner als eine Staffel *Friends* und jede Instagram Story, die nach 24 Stunden wieder verschwindet. Nutzen Sie Erzählangebote von Streamingdiensten und News-Seiten maßvoll und bewusst und beherzigen Sie eine alte Kinderbuchweisheit: Auch wenn im Liveticker gerade die Welt unterzugehen scheint, Sie haben das Recht, sich Ihre Welt so zu machen, wie sie Ihnen gefällt.

11

Handy, Handy in der Hand, wer ist die Schönste im ganzen Land?

Warum Sie für ein Selfie nicht Ihr Leben riskieren sollten und wie Sie dem Ego-Wahn entgehen

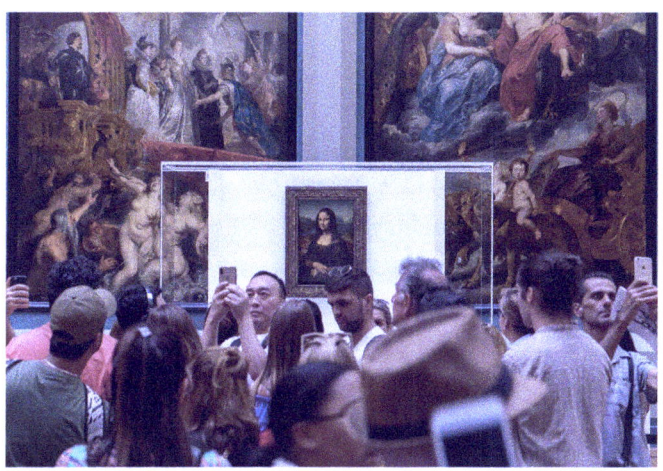

Bild: Rumann Amin, unsplash.com

> **Beispiel**
>
> Wie viele Selfies müssen Sie schießen, damit Sie auf einem Bild gut aussehen?
>
> a) Selbstportraits überlasse ich lieber Albrecht Dürer.
> b) 100? 200?
> c) Was für eine Frage. Ich drehe selbst YouTube-Videos mit dem Titel „How to take the perfect Selfie".
> d) Fotos schießt mein Instagram Husband.

Was ist eigentlich schön? An der Frage kann man sich die Zähne ausbeißen. Klar, jeder kennt Sätze wie: „Schönheit liegt im Auge des Betrachters", aber kommt man damit wirklich weiter? Die Schönheitsforschung zumindest gibt sich damit nicht zufrieden und erkennt gewisse Konstanten darin, was allgemein als schön gilt und was nicht. Zunächst muss vor allem festgehalten werden: Schönheit ist ein soziales Konstrukt. Sprich: Die Gesellschaft entscheidet darüber, was als schön gelten darf und was nicht, Schönheitsideale werden im ästhetischen Diskurs geformt und fallen nicht vom Himmel. Schönheit ist kulturabhängig: Was in Europa als schön gilt, muss nicht in Asien als schön gelten und andersrum. Schönheit ist zeitabhängig und unterliegt, vor allem im Hinblick auf die Körperästhetik, extremen Schwankungen: Weibliche Rundungen wie die von Marylin Monroe aus den 1950er-Jahren haben nichts mit der knabenhaften Figur einer Kate Moss aus den 1990ern zu tun. Hipstervollbart? Bei Hitchcock-Helden wie Cary Grant oder James-Bond-Darstellern wie Pierce Brosnan undenkbar.

Schönheit verspricht Unsterblichkeit

Was das Aussehen des Gesichts betrifft, lassen sich gewisse Konstanten feststellen. Schön gilt das, was gesund aussieht:

Junge, vitale Menschen strahlen Fortpflanzungsfähigkeit aus. Das kommt gut an. Vor allem, je proportionaler und harmonischer das Gesicht aussieht. Als hässlich wird hingegen häufig das empfunden, was bereits äußerlich mit dem Tod liebäugelt: Wir wollen nicht an unsere Vergänglichkeit erinnert werden, sondern lieber fortbestehen. Verwundete, entstellte, kranke oder verwesende Körper und Gesichter lösen daher tendenziell Unbehagen in uns aus. Nicht ganz unproblematisch und doch tief in uns verankert ist die Vorstellung des Gutschönen, das zurückgeht auf die Kalokagathia, das griechische Ideal, wonach äußere und innere Schönheit, das schöne Gesicht und die schöne Seele, also das Gute, Wahre und Schöne, zusammenfallen (indes ist die Idee nicht auf Personen beschränkt, auch eine gute, schöne Idee oder ein strategischer Schachzug in einem Feldzug fallen darunter). Wie sehr diese Idee in unserem Kulturkreis tradiert wird, zeigt ein Blick in die Film- und Literaturgeschichte: In der Regel sind die Guten schön und die Bösen hässlich. Das ist so bei *Herr der Ringe* (schöne Elben, schreckliche Orks), bei *Aschenputtel* (schönes Aschenputtel, grässliche Stiefschwestern) oder *Harry Potter* (sympathischer Zauberlehrling, unansehnlicher Lord Voldemort) oder tausend anderen Filmen und Geschichten, mit denen wir umgeben sind. Das Streben nach Schönheit ist allem voran ein Streben nach Unsterblichkeit und damit verbunden ein Streben nach Macht: Auch diese Wahrheit findet sich schon in Märchen, allem voran in *Schneewittchen*. Die Frage: „Spieglein, Spieglein an der Wand, wer ist die Schönste im ganzen Land?" scheint die Quintessenz des weiblichen Schicksals zu sein. In der Verfilmung *Snow White and the Huntsman* (2012) von Rupert Sanders bringt die böse Königin, gespielt von Charlize Theron, die Hintergründe dafür endgültig auf den Punkt: „Beauty is my power", sagt die Stiefmutter Snow Whites. Sie weiß, wovon sie spricht, denn tatsächlich ist Schönheit eine Form der Währung. Für Frauen möglicherweise die wichtigste auf dem Heiratsmarkt. Während Männer ihr Aussehen noch durch Status und Erfolg kompensieren können, ist das Frauen – Emanzipation hin oder her – immer noch nicht vollständig vergönnt. Schöne Frauen verfügen über das Potenzial, durch ihr Aussehen Macht zu generieren. Macht über die Männer, die ihnen zu Füßen liegen. „Ich fürchte keine als der Schönheit Macht", schreibt schon Friedrich Schiller. Denn noch einmal: Das Geheimnis der Schönheit liegt darin, dass sie ein Versprechen für Unsterblichkeit ist. Unsterblichkeit durch Fortpflanzung. Und schöne Menschen signalisieren Jugend und gute Gene.

Der Konkurrenzdruck ist ungesund
Letztlich ist es also nicht so schwer, der Schönheit Rätsel zu lösen. Nicht umsonst hat Freud die Sexualität als den Dreh- und Angelpunkt des menschlichen Handelns bestimmt. So verhält es sich auch in sozialen Netzwerken. Hier lässt sich seit Jahren beobachten, dass allen voran jüngere Frauen Selfies, also mit Handys aufgenommene Selbstportraits, posten und damit dem Spielchen: „Wer ist die Schönste im ganzen Land?" zu einem neuen Aufschwung verhelfen. Das Paradoxe daran: Natürlich will jeder ein hübsches Foto von sich ins Netz stellen. Nur ist es verdammt schwer, auf Selfies gut auszusehen. (Populär ist daher das sogenannte Duckface: Lippen zum Schmollmund pressen, Wangen ein bisschen einsaugen und dann ein Selfie schießen. Soll helfen oder zumindest sexy aussehen. Soll.)

Vernetzungsmedien und die Praxis der Selbstportraitierung durch Selfies machen nicht nur das alte Spiel „Spieglein, Spieglein an der Wand . . . " höchst aktuell, sie verstärken auch den damit verbundenen Konkurrenzdruck. Musste Schneewittchens Stiefmutter „nur" den Vergleich mit Schneewittchen fürchten, setzen sich junge Frauen heute dem Druck aus, mit Tausenden von anderen in sozialen Netzwerken zu konkurrieren. Im Kern von Selfies, Belfies (Fotos des Pos) und Nudies (Nacktaufnahmen) steht die Botschaft: Ich bin jung und sexy, findet mich heiß. Evolutionsbiologisch übersetzt heißt das: Ich bin schön, ich habe gute Gene, pflanz dich mit mir fort, so lebst du in deinem Nachwuchs weiter und wirst unsterblich. In so einem Selfie kann ganz schön viel stecken.

Der ständige Vergleich aber ist fatal, insbesondere deswegen, weil in der Regel nur die besten, tollsten, hübschesten Aufnahmen von anderen zu sehen sind. Das macht unzufrieden und unglücklich. Nicht umsonst zeigt eine universitäre Studie, dass Personen, die Ihren Facebook-Account deaktiviert hatten, nachhaltig glücklicher waren als zuvor.

Die Selfie-Kultur ist lebensgefährlich

Diese neue Selfie-Kultur ist sogar lebensgefährlich: Auf der Jagd nach dem perfekten Foto verlieren immer mehr Menschen ihr Leben. Unter „Killfies" versteht man Selfies, die an besonders spektakulären Orten – Felsvorsprüngen, Wasserfällen, Hochhäusern usw. – gemacht sind und aus Unvorsicht zum Tod führen. Zwischen Oktober 2011 und November 2017 wurden 259 Selfie-bedingte Todesfälle registriert, wobei Indien mit 159 Todesfällen besonders betroffen ist. Dennoch boomt auch hierzulande der Selfie-Tourismus – sehr zum Leidwesen diverser Nationalparks (Berchtesgaden kann ein Lied davon singen). Denn stellt ein Influencer ein besonders tolles Foto online, wird die Region schlagartig bekannt – und aus dem einsamen Naturidyll wird schnell ein überlaufenes Touristenziel. Kurz: Dieser egozentrierte Trend ist ein riesiges Problem. Wer meint, immer gut aussehen und die meisten Likes erzielen zu müssen, setzt sich selbst einem toxischen

Druck aus – und wenn es toxisch wird, ist es Zeit für, na klar, Digital Detox.

Digital Detox aktiv – Inszenieren Sie nicht, leben Sie!

- Die wichtigste Regel zuerst: Kein Selfie der Welt ist es Wert, dass Sie dafür Ihr Leben riskieren. Punkt.
- Einmal kurz innehalten und nachdenken: Was bringt Ihnen ein Selfie überhaupt? Beispiel Mona Lisa: Wenn Sie vor dem berühmtesten Werk der Kunstgeschichte stehen, sollten Sie es anschauen – und sich nicht mit hunderten von anderen Touristen in die Schlacht um das beste Selfie werden. Denn mal ganz im Ernst: Ob Sie dieses Selfie posten oder nicht ist allen anderen vollkommen egal. Und wie oft schauen Sie wirklich ihre unzähligen Handyfotos an?
- Kultivieren Sie ganz allgemein ein inneres „Na und?"-Gefühl. Ganz ehrlich: Niemand macht sich um Ihren Account wirklich Gedanken – außer Sie sich selbst. (Und die Stars haben für Ihre Accounts Social Media Manager, die dafür bezahlt werden). Die Likes bleiben aus? Na und. Das Video geht nicht viral? Sowas von na und. Für das *echte* Leben spielt das überhaupt keine Rolle.
- Nutzen Sie Social Media selbstfürsorglich und nicht masochistisch. Das heißt: Folgen Sie Accounts, die Ihnen guttun, nicht jenen, bei denen Sie sich schlecht fühlen.
- Qualität vor Quantität: Es kommt nicht auf die Anzahl Ihrer Follower an, sondern darauf, dass Sie sich mit Menschen vernetzen, die wirklich Ihre Werte, Interessen und Themen teilen.
- Authentizität vor Selbstdarstellung: Bleiben Sie Sie selbst, alle anderen gibt es schon. Verstellen und vergleichen Sie sich nicht. Authentizität ist seit jeher der Schlüssel zum Erfolg – und Glück.

- Wohlfühlen vor Selbstoptimierung: Sport ist super, wenn Sie Lust drauf haben. Wenn Sie nur für Ihr Image und den nächsten Post ins Fitnessstudio gehen … merken Sie selber.
- Essen posten war 2015. Genießen Sie es einfach.
- Keine Spielchen wie „Like for Like" oder „Follow for Follow" – totaler Kinderkram.
- Kaufen Sie keine Follower. Das ist noch schlimmerer Unfug.
  - Wenn Sie gerne im Netz kommentieren, posten Sie nur das, was Sie anderen – zum Beispiel dem Autor eines Artikels – auch ins Gesicht sagen würden.

Haben Sie jetzt noch Lust auf eine kleine Challenge, bei der es nicht um die Kunst der Selbstdarstellung, sondern um echte Kunst geht? Dann viel Freude!

> **Digital Detox Challenge: Offline ins Museum**
>
> Gehen Sie ins Museum. Schalten Sie Ihr Handy ab. Machen Sie keine Fotos und schon gar keine Selfies. Lassen Sie die Bilder der Künstler auf sich wirken – was für eine Wirkung hat das auf Sie?

> **Digital Detox Reminder**
>
> Wer selbstbewusst ist, braucht nicht ständig die Bestätigung von außen. Beobachten Sie sich nicht immer durch die Augen anderer, sondern seien Sie bei sich. Nehmen Sie die schönen Momente des Lebens voll und ganz wahr und jagen Sie nicht immer dem perfekten Motiv hinterher. Es gibt nicht viele Augenblicke, die so schön sind, dass wir darin verweilen wollen. Verpassen Sie diese nicht.

12

Machen Sie's ohne
Warum Handys Liebeskiller sind und wie Sie stilvoll daten

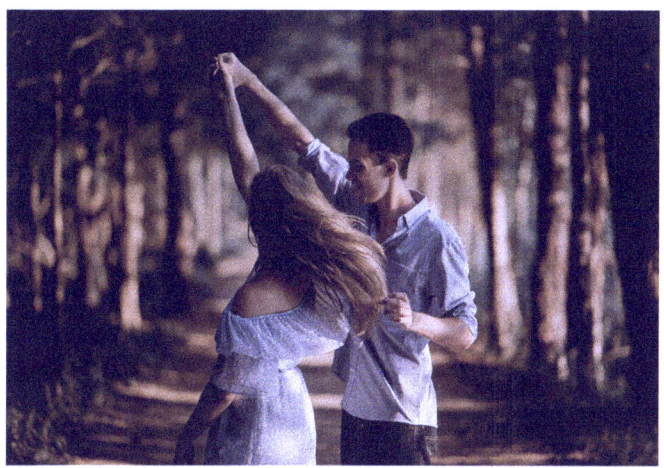

Bild: Scott Broome, unsplash.com

> **Beispiel**
>
> Sie befinden sich in einer intimen Situation. Ihr Handy klingelt.
>
> a) Ich stöhne so laut, dass ich das Klingeln übertöne.
> b) Mist. Jetzt verpasse ich mein neues Tinder-Date.
> c) Ich gehe natürlich ran. Könnte ja wichtig sein.
> d) Ich täusche einen Höhepunkt vor, damit ich schnellstmöglich zurückrufen kann.

Liebestöter waren früher einmal unvorteilhafte Unterhosen. Heute scheint das Handy diese Funktion übernommen zu haben. Denn wo ist sie hin, die Sinnlichkeit? Und wohin sind die guten Manieren verschwunden? Man sucht beides vergebens. Dafür muss man sich nur umsehen: Pärchen, die in Bars nebeneinandersitzen, aber nicht miteinander sprechen, sondern in ihre Mobiltelefone starren. Handys, die sogar noch am Esstisch oder im Bett klingeln. Ja, zweifellos können Handys Lust-, Liebes- und Höflichkeitskiller sein.

Gleichzeitig scheint die moderne Liebe kaum noch ohne das Handy zu funktionieren. Ja finden wir zukünftig dank moderner Technologien sogar – endlich! – den einen perfekten Partner für uns? Zumindest fantasieren Filme über den alten Menschheitstraum der vollkommenen Partnerschaft. Serien wie *The One* oder *Soulmates* spielen genau mit dieser Idee: unserem optimalen Gegenpart durch Gentests oder Algorithmen zu begegnen. Ob das klappt? Nun ja. Aber eines steht fest: Liebe und Medien sind auf jeden Fall ein Paar.

Medien und Liebe gehören zusammen

Vernetzungsmedien haben die gesamte Liebesdynamik drastisch verändert – und das zunächst nicht nur zum

Schlechten. Medien und Liebe gehören seit jeher zusammen. Vieles hat sich beschleunigt. Vor allem ist vieles schlicht praktischer geworden: Was früher die handgeschriebenen Liebesbriefe waren, sind heute E-Mails und Messenger-Nachrichten. Wo früher noch Zettelchen im Unterricht hin und her geschoben wurden, wird heute gechattet. Teenager mussten früher den Mut aufbringen und den Anruf auf dem Festnetz wagen – Begrüßung durch die Mutter der oder des Angebeteten inklusive. Heute kann man sein Gegenüber noch vor dem ersten Date googlen. Und das ist längst nicht alles: Das Kennenlernen hat sich verändert, gerade auch in sexueller Hinsicht bieten Vernetzungsmedien enorme Chancen. Denn was nicht vergessen werden sollte, ist das enorme erotische Potenzial dessen, was tagtäglich wie verrückt praktiziert wird: das Schreiben.

Schreiben ist sexy
Denn Schreiben ist sexy und sexy Geschriebenes verfehlt seine Wirkung kaum. Sprechen wir für einen Moment über Schlüpfriges: Für pornographische Inhalte sind sowohl Männer als auch Frauen empfänglich und das ist weder verwerflich noch unnatürlich, sondern normale Konsequenz unserer sexuellen Identität. Dabei lassen sich freilich Unterschiede zwischen den Geschlechtern ausmachen. *Tendenziell* sind Männer eher für visuelles Material empfänglich, während Frauen sich *eher* für Pornographie in Textform begeistern. Wie sehr die Massen auf pornographische Texte ansprechen, zeigte das Bestsellerphänomen *Fifty Shades of Grey*: Wenngleich sich über dessen literarische Qualität streiten lässt und es sich mitnichten um harte, sondern vielmehr um sehr softe und mainstreamfähige Pornographie handelt, so zeigen die Bücher um den reichen Schönling Christian Grey und die unschuldige Studentin Anastasia Steele

mehr als deutlich, dass eine starke Affinität für erotische Literatur vorherrscht. In *Shades of Grey* wird zwar allem voran geschmachtet, aber immerhin auch geschlagen und gefesselt (wenn auch in Maßen). Grey ist Multimilliardär, fliegt einen Hubschrauber, setzt sich gegen den globalen Hunger ein und steht nebenbei auf Sadomasospielchen. Weil er so umwerfend aussieht, bekommt er meistens, was er will, und kann die Frauen beliebig unterwerfen. Nur seine Auserkorene Anastasia Steele will nicht ganz so, wie er will, kommt dann aber, nachdem wahre Liebe im Spiel ist, doch auf den Geschmack einer intensiven Sexualität. Mit mehr als 100 Millionen verkauften Exemplaren weltweit sollte klar sein: Das kommt gut an. Die entscheidende Frage lautet aber: warum?

Die Soziologin Eva Illouz hat darauf hingewiesen, dass das im Buch präsentierte Versprechen eines sadomasochistischen Sexualverhaltens das Versprechen der Sicherheit ist. In Zeiten, in denen Geschlechtergrenzen verwischen und damit eine enorme Unsicherheit verbunden ist, birgt dieses Versprechen der Sicherheit ein nicht zu unterschätzendes Potenzial. In *Fifty Shades of Grey* soll ein Vertrag alles regeln – sogenannte *hard limits* und *soft limits*, körperliche Hygiene und Gesundheit. Dieses penible Austarieren der eigenen Grenzen, das erwachsene Bestimmen der eigenen Bedürfnisse und damit das genaue Definieren der sexuellen Rollen bietet eine heilsame Klarheit: Innerhalb eines solch bewusst gestalteten Intimraumes warten keine bösen Überraschungen und (seelischen) Verletzungen. Alles ist geklärt und gewollt und wird mit dem Ziel der eigenen sexuellen Identitätsstiftung und Befriedigung praktiziert.

Sexy Content aktiviert das Belohnungssystem

Vernetzungsmedien erlauben eine spielerische Annäherung an ein solch klar definiertes sexuelles Gestaltungsprinzip sowie lustvolle Rollenspiele. Das Medium Schrift ist zudem ein Gewinn: Über Sex zu schreiben fällt vielen leichter als über Sex zu reden. Vernetzungsmedien bieten zudem ein geradezu kunterbuntes Portfolio an sexuellen Möglichkeiten: Neben heißen Texten kann man sexy Bilder sowie laszive Voicemails verschicken. Das alles bleibt nicht ohne Folge, sondern löst in unserem Gehirn so einiges aus: nämlich Wohlgefühl. Auch Sex schüttet Dopamin aus. Unser Belohnungssystem im Gehirn wird aktiviert und das eben auch, wenn wir durch Vernetzungsmedien sexuell kommunizieren. Kein Wunder also, dass der Neologismus „Sexting" entstanden ist: Ein großer Teil der digitalen Korrespondenzen ist dezidiert erotisch geprägt.

Gegen eine sexuell ausgerichtete Mediennutzung ist also zunächst überhaupt nichts zu sagen. Es kann helfen, die eigenen Vorlieben herauszufinden, es kann Spaß machen, es kann den Alltag versüßen und so manche einsame Nacht verkürzen. So mancher Chat zwischen Liebenden taugt sicher sogar zum erotischen Briefroman. Problematisch wird es nur, wenn die analoge Paarbeziehung unter einer intensiven Mediennutzung eines der Partner leidet. Das ist nämlich alles andere als sexy – es ist unnötig und vor allem schade. Problematisch ist aber auch, wenn das Online-Dating selbst zur Sucht wird. Denn das geht schnell.

Dating-Sucht ist wie Spielsucht
Dating Apps funktionieren nicht nur spielerisch – man wischt einfach hin und her, bis es ein Match gibt – sondern sie machen auch genauso leicht süchtig wie es beispielsweise Spielautomaten in Las Vegas machen. Ein Like ist eine Bestätigung, die Bestätigung ist ein Dopaminkick, nach dem unser Gehirn lechzt. Kaum irgendwo erhält man den Ego-Push so schnell und oft wie auf dieser App.

Geht's ums Ego oder um die wahre Liebe? Das ist die Gretchenfrage bei Tinder & Co.

Denn vergessen wir nicht: Liebe ist kein Spiel. Digital Detox erinnert daran, auch beim Dating das gesunde Maß zu bewahren. Denn Dating-Sucht kann so intensiv sein, dass sie viele Stunden täglich beansprucht und den Alltag massiv bestimmt. Das Ergebnis: Frust statt Lust – und zunehmende Beziehungsunfähigkeit. Wozu Konflikte lösen, wenn man einfach das nächste Date ausmachen kann? Dabei ist genau das für ein liebevolles Miteinander wichtig: eine wirkliche Begegnung im echten Leben, bei der man sich aufeinander einlässt, sich annimmt in all seiner fehlerhaften Menschlichkeit. Mit folgenden Tipps schützen Sie sich und Ihre Liebe – online und offline.

Digital Detox aktiv – Daten Sie stilvoll

- Haben Sie ein Date nach dem anderen? Und erfüllt Sie das? Machen Sie sich bewusst, was Sie eigentlich suchen, wenn Sie online daten und dass Ihr Leben auf jeden Fall ein glücklicheres ist, wenn Sie es in gesundem Maß tun und *nicht* süchtig sind.
- Egal, wo Sie jemanden kennenlernen: Daten Sie respektvoll. Hinter jedem Profil steht ein Mensch mit Gefühlen. Behandeln Sie andere so wie Sie selbst gerne behandelt werden wollen – und tindern Sie sich nicht die Seele aus dem Leib. Datingsucht verdirbt schnell den Charakter.
- Qualität vor Quantität. Ein Treffen mit einem tollen Menschen, der wirklich auf Ihrer Wellenlänge ist, ist viel gewinnbringender als hundert Dates mit Menschen, mit denen es einfach nicht passt. Wählen Sie also weise und lassen Sie sich Zeit – Dating ist kein Wettbewerb, bei dem der Schnellste gewinnt.

- Ehrlich bleiben: Fake-Fotos fliegen spätestens beim ersten Treffen auf. Und Angeben war noch nie cool.
- Das Date war ein Flop? Wenn Sie jemanden nicht wiedersehen wollen, kommunizieren Sie das höflich und bestimmt. Sie müssen sich für nichts rechtfertigen. Aber tauchen Sie nicht einfach ab. Das ist feige und stillos und hinterlässt den anderen oft ratlos. Kurz: Aufrichtigkeit schafft klare Verhältnisse, Ghosting gehört sich nicht.

Für Beziehungen gilt:

- Seien Sie für Ihren Partner da – physisch und geistig. Konzentrieren Sie sich auf Ihr Gegenüber. Wenn Sie sich nur halbherzig mit Ihrem Partner beschäftigen und ins Smartphone starren, während Sie miteinander kuscheln, brauchen Sie sich nicht über Eifersuchtsanfälle des anderen zu wundern.
- Machen Sie sich bewusst: Ein Smiley ersetzt kein echtes Lächeln. Kommunizieren Sie von Angesicht zu Angesicht, diskutieren Sie Probleme nicht im Chat aus. Sonst entgehen Ihnen wichtige Signale durch Stimme und Körpersprache.
- Wenn Sie genervt sind, weil Ihr Partner sich mit seinem Handy und nicht mit Ihnen beschäftigt, dann schlagen Sie ihn mit seinen eigenen Waffen: Flirten Sie ihn per SMS an – wenn darauf keine physische Reaktion erfolgt, denken Sie über Ihre Beziehung nach. Oder Ihre Flirtqualitäten.
- Schützen Sie Ihre Intimsphäre vor Störungen: Schalten Sie *beide* Ihre Handys ab, wenn Sie bewusst Zeit miteinander verbringen wollen. Im Grunde genommen ist bereits ein Nachrichtensignal während eines vertraulichen Gesprächs eine Störung.

Halten Sie sich an die digitale Etikette
Und es geht weiter mit ein paar allgemeinen Tipps zur digitalen Etikette. Denn mit Höflichkeit, Anstand, Benehmen und Stil kommen Sie sowohl im Leben als auch der Liebe weiter. Halten Sie sich an folgende gesellschaftliche Handy-Tabuzonen:

- Theater, Konzerte & Kino
- Gottesdienste, kirchliche Trauungen & Beerdigungen
- Besprechungen, Vorlesungen, Meetings, Kongresse, Seminare

Und beherzigen Sie in allen Lebenslagen den Handy-Knigge:

- Lautes Telefonieren gilt generell als unhöflich.
- Einen guten Eindruck hinterlassen Sie nur, wenn Sie Ihrem Gegenüber die volle Aufmerksamkeit schenken. Das gelingt, wenn Sie Ihr Handy ausschalten und auf keinen Fall auf den Tisch legen.
- Wenn Sie wirklich einen dringenden (!) Anruf während eines Gesprächs erwarten, teilen Sie das zu Beginn des Treffens mit und bitten um Verständnis.
- Sollten Sie einmal vergessen, Ihr Handy auszuschalten: Unterbrechen Sie kein persönliches Gespräch, nur weil Ihr Telefon klingelt und entschuldigen Sie sich für die Störung.
- Wenn der andere kurz verschwindet, starren Sie nicht sofort als Übersprungshandlung aufs Handy. Überlegen Sie sich zum Beispiel stattdessen, wie Sie das Gespräch weiterführen, was Sie den Gegenüber fragen, was Sie erzählen möchten etc. Beobachten Sie die Menschen um Sie herum, saugen Sie die Atmosphäre auf.
- Wenn Sie mit dem Handy telefonieren, suchen Sie sich eine ruhige Ecke und halten Sie Abstand zu

anderen. So belästigen Sie niemanden und schaffen, einer imaginären Telefonzelle gleich, eine Art intimen Gesprächsraum. Oder gehen Sie ganz aus dem Raum.
- Steigen Sie wieder auf Papier um und schreiben Sie Briefe. Die Wertigkeit eines selbst geschriebenen Briefes übersteigt die einer getippten elektronischen Mail bei Weitem. Wenn Sie eingeladen waren, schicken Sie dem Gastgeber am nächsten Tag einen handgeschriebenen Dank.

Super. Mit all diesen Tipps bleiben Sie stilvoll. Und mit folgender Challenge erhöhen Sie die Chancen, die Liebe im echten Leben zu treffen!

> **Digital Detox Challenge: Vertrauen Sie aufs Schicksal**
>
> Seien Sie mutig! Wenn Sie das nächste Mal unterwegs sind, in Bus oder Bahn, oder alleine im Café, legen Sie das Handy weg und kommen Sie mit fremden Menschen ins Gespräch. Wer weiß, vielleicht ist ja die große Liebe dabei. Und wenn Sie jemanden kennenlernen, googeln Sie ihn nicht gleich, sondern machen Sie sich einen persönlichen Eindruck.

> **Digital Detox Reminder**
>
> Zurück zur alten Schule! Dating-Apps mögen im Trend sein, doch Höflichkeit, Anstand und Stil kommen niemals aus der Mode. Vertrauen Sie nicht darauf, dass ein Algorithmus besser als Sie selbst weiß, wer zu Ihnen passt, sondern gehen Sie mit offenen Augen durch die Welt. Wer einen Partner sucht, findet ihn im echten Leben besser, wenn er nicht nur auf sein Smartphone starrt. Und wenn Sie die Liebe gefunden haben: Seien Sie dankbar. Sie ist ein Geschenk. Pflegen Sie die Beziehung durch ungestörte Zweisamkeit.

13

Eltern, Handy, Kind

Warum Smartphones keine Babysitter sind und wie Digital Detox Ihr Familienleben rettet

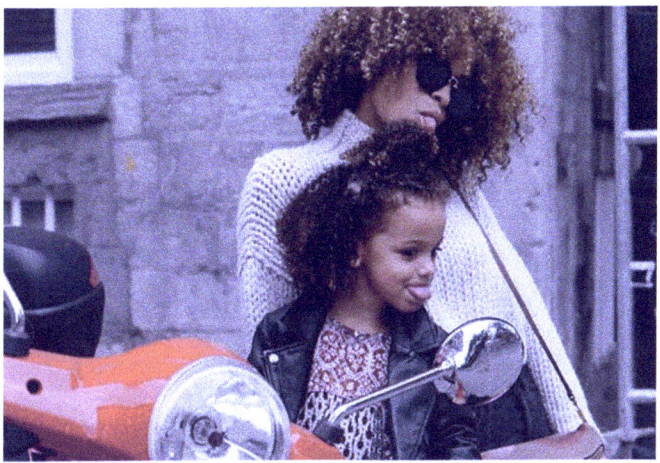

Bild: London Scout, unsplash.com

> **Beispiel**
>
> Abendessenszeit. Wie trommeln Sie Ihre Familie zusammen?
>
> a) Ich schreie durchs Haus.
> b) Gemeinsames Abendessen?
> c) Ich schreibe in die Familien-WhatsApp-Gruppe.
> d) Meine Kinder kommen freiwillig. Sie posten das Essen auf Instagram. Und ich poste es auf meinem Momlife-Blog.

Für Kinder und Jugendliche ist die Faszinationskraft von Smartphones enorm – sie sind auch besonders gefährdet, internetsüchtig zu werden. Viele Eltern sind besorgt: Nicht nur, dass 50 Prozent ihr Kind bereits für handysüchtig halten, sondern auch, dass sich fast alle, 90 Prozent, selbst die Schuld dafür geben. Ein qualitatives familiäres Miteinander wird unmöglich, wenn Kinder exzessiv mit ihren Smartphones beschäftigt sind. Nichts Geringeres als die mentale Gesundheit steht auf dem Spiel: Junge Menschen mit einer täglichen Bildschirmzeit von über fünf Stunden haben ein viel höheres Suizidrisiko als andere Teenager, auch die Gefahr, an einer Depression zu erkranken, steigt enorm an. Studien zufolge machen soziale Netzwerke unzufrieden: Wer auf Social Media das vermeintlich tolle Leben der anderen sieht, fühlt sich schnell minderwertig und empfindet Neid. Gerade unsichere Jugendliche sind davon betroffen. Das Phänomen nennt sich „Facebook-Depression".

Auch Lehrer schlagen Alarm und das zu Recht, denn die Folgen übermäßigen Handykonsums sind schwerwiegend. Eine sinnvolle und bewusste Smartphonenutzung ist gerade bei jungen Menschen entscheidend für den gesamten weiteren Lebensweg, der vor allem auf einem fußt: guter Bildung. Kinder, die zu viel am Bildschirm sind, haben nachweislich schlechtere Noten. Kein Wunder. *Emilia Galotti* als Schullektüre zu lesen war schon immer herausfordernd. Für Jugendliche, die sich nur noch ein TikTok-Video lang konzentrieren können, ist es das noch viel mehr. Hinzu kommen Schlafstörungen – das blaue Licht der Screens macht wach –, die wiederum zu Aufmerksamkeitsdefiziten im Unterricht führen. Die schulischen Leistungen leiden massiv darunter – und können sich im Gegenzug bei Handy-Verzicht deutlich bessern. So führte Handyverbot an englischen Schulen zu einer Leistungssteigerung um bis zu 14 %.

Das Familienleben leidet
Andererseits zeigt sich noch ein weiteres Bild: Auf Spielplätzen sehen Erziehungsberechtigte oft nicht mehr ihren Kindern beim Sandburgenbauen zu, sondern beschäftigen sich lieber mit ihren Smartphones. Es gibt nicht wenige Instamoms, die zwar über zu wenig Zeit klagen, aber stundenlang an ihren nächsten Posts und Reels basteln sowie Väter, die während der Schulaufführung des Nachwuchses nebenbei im Internet surfen. Viele Eltern schenken ihren digitalen Medien mehr Aufmerksamkeit als ihren Kindern, so wie Kinder ihren digitalen Medien oftmals mehr Aufmerksamkeit schenken als ihren Eltern. Pädagogen und Psychologen warnen vor den gravierenden Auswirkungen: Kinder, deren Eltern sich mehr um ihre Handys kümmern als um sie selbst, könnten sich überflüssig, ungebraucht, ungewollt, ungeliebt fühlen.

So steht das Klagelied über handysüchtige Teenager dem Klagelied über handysüchtige Eltern gegenüber. Das Problem ist offensichtlich: Die Familie leidet unter Mediennutzung. Doch das kann man lösen. Ja, Digital Detox kann das Familienleben retten.

Denn der Zusammenhang zwischen exzessiver Mediennutzung von Erwachsenen und exzessiver Mediennutzung von Kindern und Jugendlichen liegt klar auf der Hand: Das eine bedingt das andere. Viele Eltern beschweren sich darüber, dass kein Gespräch mehr am Esstisch zustande kommt, dass ihre Kinder nur noch vor dem Bildschirm sitzen, nicht mehr für die Schule lernen und nur noch Videospiele spielen. Dabei leben sie dieses Verhalten selbst vor. Wer selbst ständig mit seinem Smartphone, Tablet oder Rechner beschäftigt ist, braucht sich nicht darüber zu wundern, dass es Kinder auch tun. Kinder lernen durch Beobachtung und adaptieren beobachtetes Verhalten. Um eine grundsätzliche Besserung der Situation, eine Qualitätssteigerung der Familienzeit zu erzielen, muss ein Umdenken stattfinden: Eltern müssen sich bewusstmachen, dass sie Vorbild sind.

Eltern sind Vorbilder
Wenn Sie selber Kinder haben, bedeutet das konkret: Sie müssen natürlich nicht zu Supermom und Superdad mutieren. Aber: Ihre Kinder schauen zu Ihnen auf. Sie beobachten Ihr Verhalten. Sie ahmen Sie nach. Sie kennen den alten Spruch, dass Sie nicht bei Rot die Straße überqueren sollen, wenn ein Kind neben Ihnen steht? Das gilt auch im Hinblick auf Ihr Mediennutzungsverhalten. Wenn Sie ständig online sind, werden auch Ihre Kinder ständig online sein. Traurige Szenen am Esstisch, wenn keine Gespräche mehr zustande kommen, weil die ganze Familie nur noch ins Handy starrt, sind schon längst Alltag geworden. Wenn Sie also die Essenszeiten zu handyfreien Zeiten erklären (Glückwunsch, wenn Sie das bereits eingeführt haben!), heißt das auch und insbesondere für Sie: Finger weg vom Handy. Wenn Sie sich nicht dran halten, warum sollten es Ihre Kinder tun? Handyfreie Zeit ist Familienzeit. Seien Sie konsequent.

Zudem gilt: Kinder brauchen keine Helikoptereltern, die sie permanent überwachen. Im Gegenteil. Fördern

Sie vielmehr den eigenverantwortlichen Umgang mit Medien und vertrauen Sie darauf, dass Ihre Kinder dazu in der Lage sind. Klären Sie Ihre Kinder über Vorteile und Risiken der Mediennutzung auf und seien Sie offen für Gegenargumente. Akzeptieren Sie, dass digitale Medien Teil der Kinderwelt sind: Ihre Kinder werden damit groß. Handy &. Co. komplett zu negieren ist wenig ratsam – sie kommen ja doch damit in Berührung, spätestens durch den Freundeskreis. Lassen Sie sich auf die Medien Ihrer Kinder ein, spielen Sie zum Beispiel auch einmal gemeinsam ein Computerspiel. Sie signalisieren damit Ihrem Kind, dass Sie an seinem Leben mit Interesse teilnehmen. Und Sie entwickeln selbst ein Gespür für das, was Ihrem Kind an diesen Medien so besonders gefällt und können gegebenenfalls besser einschreiten. Denn natürlich heißt es Augen offenhalten, wenn Sie befürchten, dass die Beschäftigung Ihres Kindes mit Medien über ein gesundes Maß hinausgeht. Diese Fragen können eine erste Orientierung sein:

- Nutzt Ihr Kind das Handy nicht rein zweckgebunden, zum Beispiel für ein Telefonat oder eine Nachricht, sondern ist es permanentes Spielzeug, permanenter Begleiter?
- Lässt Ihr Kind sein Handy immer, sogar nachts, an, um erreichbar zu sein?
- Bekommt Ihr Kind schlechte Laune, wenn es keine Nachrichten erhält?
- Ist es für Ihr Kind undenkbar, das Handy auch einmal zu Hause zu lassen?
- Werden die Noten Ihres Kindes schlechter, weil es sich viel mit dem Handy beschäftigt?
- Schottet sich Ihr Kind sozial ab, um im Internet zu sein?

Wenn Sie mehrere Fragen mit „Ja" beantworten, ist dies tatsächlich ein Hinweis auf ein suchtähnliches Verhalten und Sie sollten aufmerksam werden und handeln. Denn Handysucht ist ungesund, gefährlich und kann auf eine grundlegende psychische Instabilität Ihres Kindes hindeuten. Denn was ist meist der Grund für eine exzessive Mediennutzung? Die Sehnsucht nach Anerkennung. Medien versprechen Jugendlichen soziale Wertschätzung und die eigenen Unsicherheiten und Defizite überwinden zu können, zum Beispiel durch das Sammeln von Likes in sozialen Netzwerken. Eine solche Bestätigung ist für niemanden wichtiger als für unsichere Jugendliche, die dabei sind, ihre eigene Identität zu suchen. Es war noch nie leicht, ein Teenager zu sein. In digitalen Zeiten ist es aber gewiss noch schwerer. Der Gruppenzwang auf dem Pausenhof ist nichts im Vergleich zum Konkurrenzkampf in sozialen Medien.

Folgende Tipps helfen Ihnen dabei, Ihre Kinder vor negativen digitalen Einflüssen zu schützen und Ihr Familienglück zu sichern.

Digital Detox aktiv – Vermitteln Sie Medienkompetenz

- Das Wichtigste zuerst: Bevor Ihr Kind ans Smartphone darf, muss sich sein Gehirn entwickeln können. Smartphones verändern das Gehirn und beeinträchtigen die Konzentrationsfähigkeit. Daher gilt generell: Je weniger Bildschirm desto besser. Vor allem in den ersten Jahren sollte Ihr Kind gar kein Smartphone benutzen – und Sie sollten es nicht als Babysitter verwenden! Ein Display bedeutet Überstimulation, Reizüberflutung, Stress und ist damit kein adäquates Beruhigungsmittel. Muten Sie Ihrem Kind nichts zu, was es nicht verarbeiten kann.

- Auch danach gilt: Führen Sie Ihr Kind behutsam an die Mediennutzung ran. Eine Stunde täglich sollte auch für Teenager das absolute Maximum sein. Kontrollieren (aber überwachen Sie nicht) die Bildschirmzeit Ihrer Kinder. Legen Sie diese per Familienfreigabe in den Einstellungen sinnvoll fest, zum Beispiel erlauben Sie die Computernutzung nach erledigten Aufgaben. Berücksichtigen Sie dabei, dass das Hirn insbesondere nach dem Lernen Ruhe braucht, um die neuen Informationen zu verarbeiten. Es ist daher also nicht sinnvoll, Ihre Kinder unmittelbar nach dem Lernen mit Mediennutzung zu „belohnen" – besser ist es, sie beschäftigen sich danach für mindestens eine Stunde im Freien.
- Ernstgemeinte Frage: Brauchen Kinder überhaupt ein Handy? Und ab wann brauchen Sie es? Nur weil es alle haben, bedeutet es nicht, dass es auch sinnvoll ist. Nicht ohne Grund boomt Digital Detox im Silicon Valley und viele Eltern dort geben ihren Kindern gar keine digitalen Geräte zum Spielen. Kein Handy oder zumindest kein Social Media Account kann auch ein Statement sein.
- Sprechen Sie mit Ihren Kindern. Über ihre Gefühle, Sorgen, Ängste – und natürlich eine sinnvolle Mediennutzung. Kinder sind von Natur aus neugierig, sie wollen schlau sein und verstehen vieles, wenn man es ihnen erklärt. Nicht nur, dass es eine schlechte Idee ist, intime Bilder per Chat zu verschicken, sondern auch, dass digitale Auszeiten wichtig für das Gehirn sind, um so richtig smart zu bleiben. Erwecken Sie den kleinen Forscher in Ihrem Kind – Neurowissenschaften sind auch für den Nachwuchs spannend.
- Nochmals zur Erinnerung: Sie sind Vorbild. Nutzen Sie Ihr Handy vor Ihrem Kind so wenig wie möglich.

Wenn Sie es doch nutzen, gehen Sie am besten kurz aus dem Raum und erklären Sie Ihrem Kind, warum – vielleicht, weil Sie einen wichtigen Anruf der Patentante erwarten.
- Woran wollen Sie sich später erinnern? An die ersten Schritte Ihres Kindes – oder die Mails? Also: Ihr Kind ist nur einmal klein und die gemeinsame Zeit ist nicht nur kostbar, sondern sie verfliegt auch. Lassen Sie sich daher ganz auf Ihr Kind ein. Wenn Sie mit ihm spielen, spielen Sie mit ihm. Wenn Sie später wieder am Handy arbeiten, tun Sie das. Aber machen Sie eins nach dem anderen und bleiben Sie immer voll bei der Sache.
- Bestimmen Sie feste Regeln im Haushalt, die immer von allen eingehalten werden müssen, zum Beispiel:
  - keine Handys am Esstisch
  - keine Handys während der Hausaufgaben
  - keine Bildschirme eine Stunde vorm Zubettgehen. Das verbessert nachweislich den Schlaf – und damit die Laune und Leistung.

- Ermuntern Sie Ihre Kinder zur sinnvollen Mediennutzung: So können Handys auch das Lernen unterstützen, wenn Sie zum Beispiel Ihrem Kind die Schullektüre als Hörbuch aufs Handy laden. Wichtig ist hierbei, dass sich Ihr Kind dann auch wirklich aufs Hörbuch konzentriert und nicht nebenher auf TikTok ist.
- Viele Anbieter haben spezielle Handytarife für Kinder. Dadurch können Sie die Handynutzung Ihres Kindes überblicken und auch die Kosten kontrollieren. Oft ist auch eine Prepaid-Karte sinnvoll. Kinder entwickeln dadurch ein Gespür für die Kosten.

- Wenn Sie Ihre Kinder Ihr Handy oder Tablet nutzen lassen, installieren Sie sinnvolle Apps mit (pädagogischem) Mehrwert, zum Beispiel kreative Mal-Apps oder Apps, mit denen Kinder Noten lernen können.
- Bieten Sie Ihren Kindern attraktive Alternativen zur Mediennutzung, füllen Sie die freie Zeit mit Inhalt: Ob Sportvereine oder Musikschulen, jedes Kind freut sich über aktive Beschäftigung. Fördern Sie analoge Hobbies so gut es geht.
  - Keine Angst vor einem der stärksten Smartphone-Trigger, der Langeweile, denn sie macht kreativ. Ermutigen Sie Ihr Kind dazu, auch mal für eine halbe Stunde nur in den Himmel zu schauen. Vielleicht entdeckt es dabei seine künstlerische Ader.
  - Wenn's gar nicht anders geht: Es gibt ihn inzwischen, den Handy-Safe. Perfekt, um Smartphones auch einfach mal wegzusperren.
- Nicht zuletzt: Nehmen Sie Rücksicht. Wenn Sie wissen, dass jemand Kinder hat, erwarten Sie nicht sofort eine Antwort, sondern zeigen Sie Verständnis dafür, dass ein schreiendes Baby wichtiger als ein klingelndes Telefon ist.

Spitze, wenn sich Ihr Familienleben durch Digital Detox verbessert. Und wenn Sie jetzt noch Lust auf eine kleine Herausforderung haben, bei der Sie nicht nur die Bildung Ihres Kindes, sondern auch Ihre eigene fördern, umso besser!

📖 Digital Detox Challenge: Familiensaga

Lesen bildet – und verbindet. Das Wichtigste, dass Sie Ihrem Kind mitgeben können – außer Liebe – ist Bildung. Nichts bildet mehr als Lesen, außerdem ist es das ideale Gehirntraining, um die Konzentrationsfähigkeit zu steigern. Fördern Sie es daher von klein auf: Schalten Sie das Handy aus, lesen Sie Ihren Kindern vor. Genießen Sie diese gemeinsame Zeit und die Welten, die Sie Ihrem Kind damit eröffnen. Wenn Ihr Kind älter ist, lesen Sie die Schullektüre mit und diskutieren Sie diese ungestört gemeinsam. Gründen Sie Ihren kleinen Familienbuchklub. Spüren Sie, wie diese Geschichten Sie nicht nur ein Leben lang verbinden, sondern auch einen wichtigen Grundstein auf dem Bildungsweg Ihres Kindes darstellen.

🔔 Digital Detox Reminder

Medien sind keine Babysitter, Smartphones keine Familienmitglieder. Computer, Handys und Tablets sind ersetzbar, geliebte Menschen sind das nicht. Machen Sie sich das bewusst und pflegen Sie Ihre familiären Bindungen. Stärken Sie das Selbstbewusstsein Ihres Kindes, indem Sie ihm echte Aufmerksamkeit schenken und die richtigen Werte vermitteln. Setzen Sie alles daran, dass digitale Medien nicht die Bildung Ihres Kindes beeinträchtigen – sie ist der Grundstein für einen erfolgreichen Lebensweg.

14

Digital Detox total

Warum ein handyfreier Tag der schönste Tag der Woche ist und wie Ihnen das Abschalten Schritt für Schritt gelingt

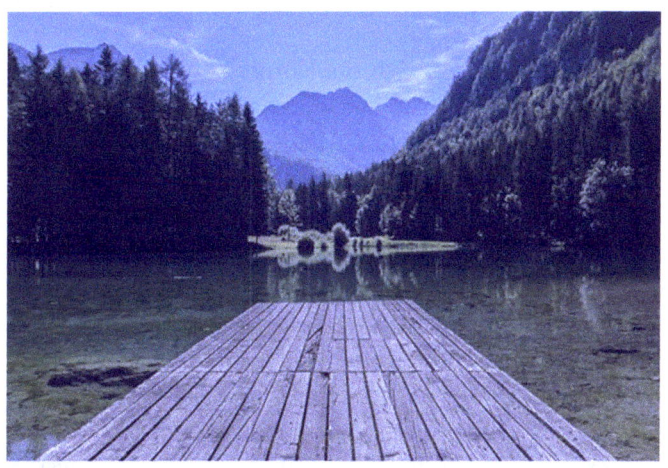

Bild: Ales Krivec, unsplash.com

© Der/die Autor(en), exklusiv lizenziert durch Springer-Verlag GmbH, DE, ein Teil von Springer Nature 2022
D. Otto, *Digital Detox*,
https://doi.org/10.1007/978-3-662-64325-9_14

Digital Detox lohnt sich. Warum? Weil die Vorteile klar erkennbar sind. Im Verlauf des Buches wurden Ihnen zahlreiche Möglichkeiten aufgezeigt, ein neues, gesundes und entspanntes Bewusstsein für Ihre eigene Mediennutzung zu entwickeln und in kleinen Schritten den medial verursachten Stress zu minimieren. Nun geht es um die tatsächliche Königsdisziplin: das konsequente Ausschalten.

Denn unter einem klassischen Digital Detox versteht man genau das: Alle technischen Geräte sollen für einen selbstgewählten Zeitraum ausgeschaltet werden. Also kein Handy, kein Computer, kein Tablet, kein Fernseher und kein Festnetz für mindestens 24 Stunden. Offline total.

Man hat den Nutzen dieser digitalen Abstinenz auch wissenschaftlich untersucht und ist dabei zu dem eindeutigen Ergebnis gekommen, dass Digital Detox tatsächlich erfolgversprechend ist.

Zum einen ändert sich die Körperhaltung: Wir blicken wieder mehr auf. Wir sehen nicht permanent nach unten auf das Display unseres Smartphones, sondern gehen wieder mit offenen Augen durch die Welt. Wir schauen einander wieder an. Gewissermaßen machen wir einen sogenannten Yoga-Rücken – mit allen positiven Nebeneffekten: Schulterblätter nach hinten unten und schon hebt sich die Brust, öffnet sich das Herz.

Wir werden außerdem wieder empathischer. Denn durch Digital Detox ändern sich die Inhalte unserer Gespräche: Ohne griffparates Google machen wir uns wieder auf die individuelle Antwortsuche. Wir werden wieder zu kreativen Geschichtenerzählern. Zudem bessert sich unsere Gedächtnisleistung: Wer besser zuhört, erinnert sich besser.

Die dadurch entstehenden Gespräche mit Mehrwert sind bindungssteigernd: Wir treten wieder mit unserem Gegenüber in tatsächlichen Kontakt, wir spüren einander wieder. Auch für alle, die unter Schlafstörungen leiden, ist

Digital Detox zu empfehlen: Denn das leuchtende Licht von Smartphone, Laptop und Tablet sorgt dafür, dass das Hormon Melatonin, das für guten Schlaf besonders wichtig ist, unterdrückt wird. Die blauen Wellenlängen machen uns wach und stören somit, vor allem wenn digitale Medien noch kurz vor dem Zubettgehen genutzt werden, unseren Schlaf empfindlich.

Wer digital detoxt schläft nicht nur besser, sondern wacht auch mit neuem Elan auf: Nachweislich steigt durch digitale Enthaltsamkeit die Perspektivenfreudigkeit. Neue Möglichkeiten werden sichtbar, das Leben scheint wieder viel mehr Chancen zu bieten. Daher nochmal: Digital Detox lohnt sich. Probieren Sie es selbst – denn ein handyfreier Tag kann der schönste Tag der Woche sein.

Ihr Digital Detox Schritt für Schritt:
1. Suchen Sie sich einen passenden Tag aus: Optimal ist ein freies Wochenende.
2. Planen Sie: Was wollen Sie in Ihren 24 Stunden offline machen? Ein gutes Buch lesen? Wandern gehen? Meditieren? Checken Sie das Wetter *vor* Ihrem Digital Detox, wenn Sie eine Outdoor-Aktivität planen.
3. Benachrichtigen Sie, wenn nötig, Freunde, Kollegen und Familie, dass Sie für die nächsten 24 Stunden nicht erreichbar sind. Falls Sie sich dadurch sicherer fühlen, können Sie dementsprechend auch Ihren Status in sozialen Netzwerken und Messengern wie WhatsApp oder Facebook ändern. So weiß Ihr Umfeld Bescheid, dass Sie nicht sofort auf Benachrichtigungen reagieren. Empfehlenswert ist auch eine automatische E-Mail-Benachrichtigung, zum Beispiel mit dem Text: Vielen Dank für Ihre Nachricht. Ich bin ab morgen wieder für Sie erreichbar.
4. Bevor es losgeht, statten Sie sich mit der Digital-Detox-Grundausstattung aus: Wecker, Uhr, Kamera. Das

heißt: Stellen Sie sich einen *normalen* Wecker, falls Sie früh aufstehen wollen. Packen Sie eine *normale* Kamera ein, falls Sie Fotos machen wollen. Tragen Sie eine *normale* Uhr, falls Sie wissen wollen, wie spät es ist.

5. Seien Sie konsequent und schalten Sie Handy, Laptop und Tablet aus und legen Sie diese außer Sichtweite, sperren Sie sie weg oder geben Sie sie bei jemandem ab.
6. Und jetzt: Viel Spaß!

Für einen dauerhaft bewussten Medienumgang:

- Geben Sie dem echten Leben immer den Vorzug.

  - Bevor Sie Ihr Handy einschalten, schalten Sie Ihren Denkapparat an: Fragen Sie sich erstens, ob es jetzt wirklich eine gute Idee ist, das Smartphone zu benutzen und vergessen Sie zweitens nicht, dass Ihr Gehirn die beste Suchmaschine überhaupt ist.

- Kultivieren Sie das selbstbewusste und selbstbestimmte Digital Detox Mindset: Sie müssen gar nichts, nicht auf Social Media sein, nicht sofort antworten, nicht immer erreichbar sein und das schon gar nicht, wenn Sie frei haben.

Etablieren Sie kleine Offline-Rituale in Ihrem Alltag, zum Beispiel:

- Schalten Sie Ihr Handy erst nach dem Frühstück an. Wenn Sie nicht frühstücken, dann nach der Morgentoilette. Beginnen Sie Ihren Tag somit nicht mit dem Griff zum Smartphone, sondern nehmen Sie sich Zeit für sich bzw. Ihren Partner oder Ihre Familie. Unter der Woche schalten Sie Ihr Handy am besten erst dann ein, wenn Sie aus dem Haus gehen.

- Sie wollen nicht auf Nachrichten beim Frühstück verzichten? Sie haben Glück: Noch gibt es die Tageszeitung aus Papier. Lesen Sie diese, anstatt Ihr Handy oder Tablet anzuschalten, um die News zu checken.
- Wenn Sie streamen, genießen Sie den Film oder die Serie ohne Ablenkung. Man kann auch fernsehen, ohne nebenbei ins Handy zu tippen.
- Schalten Sie Ihr Handy während der Mahlzeiten aus.
- Schalten Sie Ihr Handy bereits eine Stunde vor dem Schlafengehen aus.
- Schalten Sie Ihr Handy nachts prinzipiell *immer* aus.
- Wählen Sie sich täglich Ihre persönliche Offline-Zeit und halten Sie diese konsequent ein. Schalten Sie zum Beispiel Ihr Handy für eine Stunde ab, wenn Sie aus dem Büro gehen, und kommen Sie in Ruhe im Feierabend an.
- Wenn Sie im Theater, Kino oder in der Oper waren, also irgendwo, wo Sie ohnehin Ihr Handy aus- oder in den Flugmodus schalten mussten, lassen Sie dieses auch noch auf dem Nachhauseweg ruhen. Lassen Sie den Film, die Aufführung, die Musik nachwirken.
- Nochmals, schaffen Sie sich die Grundausstattung für Digital Detoxer an: Tragen Sie eine Armbanduhr. Wer keine hat, schaut automatisch aufs Handy, um die Uhrzeit zu checken. Stellen Sie sich stets einen analogen Wecker, nur so können Sie ohne Handy in den Tag starten, und investieren Sie in eine normale Kamera, damit Sie schöne Momente auch ohne Ihr Smartphone knipsen können.
- Kleines Gehirntraining: Lernen Sie die wichtigsten Telefonnummern auswendig. So können Sie auch mal wieder das Festnetz nutzen, wenn Sie schnell einen Anruf tätigen wollen.
- Schauen Sie aus dem Fenster und nicht auf Ihre App, wenn Sie wissen wollen, wie das Wetter ist.

- Nutzen Sie auch Reisen, um eine Offline-Zeit zu genießen. Kaufen Sie sich zum Beispiel für Ihre Zugfahrten kein Handyticket, sondern lassen Sie das Handy in der Tasche und nutzen Sie die Fahrt, um ein gutes Buch oder die Zeitung zu lesen.
- Verschicken Sie Urlaubsgrüße wieder per Postkarte. Besonders geeignet für fortgeschrittene Detoxer, die ein längeres Digital Detox machen.
- Detoxen Sie regelmäßig für mindestens 24 Stunden, zum Beispiel einmal die Woche.

15

Nachwort
Eine Einladung zur Unerreichbarkeit

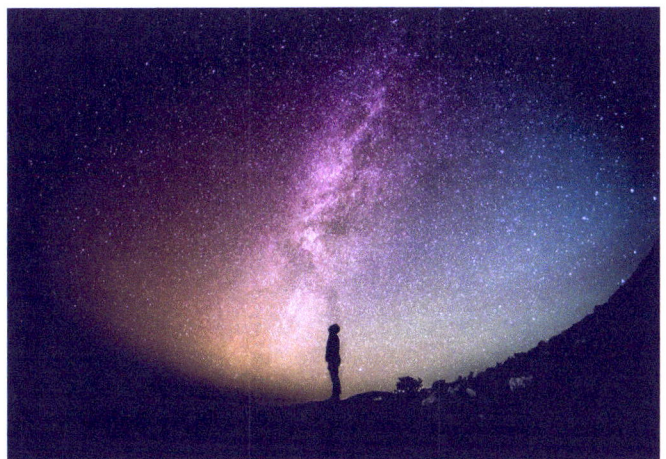

Bild: Greg Rakozy, unsplash.com

Um am Ende des Buches noch einmal zum Anfang zu galoppieren: Ich habe es auf dieser Ranch in Arizona zunächst kaum ausgehalten. Das klingt idiotisch, ich weiß – nach Jammern auf ganz hohem Niveau, nach Kleinmädchenheimweh. Aber es war so. Wer die Stadt oder die Nähe zur Stadt gewohnt ist, der kennt fundamentale Einsamkeit kaum mehr. Sie ist ein starkes, ein beklemmendes, ein beängstigendes Gefühl. Auf der Ranch, vom Rest der Zivilisation von dreißig Minuten Schotterpiste und nochmal dreißig Minuten Landstraße getrennt – wobei Zivilisation eine Kreuzung mit Tankstelle bedeutet – hatte ich einen dominierenden Gedanken: Was, wenn mir hier etwas passiert? Ich komme nicht mehr weg. Ich kann niemandem Bescheid geben. Ich bin verloren. Das Gefühl, kein Netz mehr zu haben, hat in mir eine fundamentale Erschütterung ausgelöst: Ich hatte mein Sicherheitsgefühl verloren.

Wer sich auf Digital Detox einlässt, wer tatsächlich einmal seine Sachen packt und ohne Handy loszieht, kann diesem Gefühl begegnen. Unser Smartphone ist für uns eine Art permanente Absicherung geworden: Im Fall der Fälle genügt ein Knopfdruck und wir sind – vermeintlich – gerettet. Dieses Sicherheitsgefühl ist jedoch trügerisch. Wer sich nur noch auf sein Mobiltelefon verlässt, verlässt sich nicht mehr auf seine eigenen Instinkte. Dabei ist es gerade unser inneres Radar, das uns so klug zu verstehen gibt, was gut für uns ist und was nicht, welchen Weg wir gehen sollten und welchen nicht. Wenn wir uns von unserem inneren Kompass leiten lassen, können wir kaum etwas falsch machen. Wir wittern Gefahren und Stress und können das meiden, was uns nicht gut tut. Um dieses innere Gefühl aber wahrnehmen zu können, bedarf es eines achtsamen Umgangs mit sich selbst. Eine der in diesem Buch vorgestellten Übungen war das Reduzieren der störenden Benachrichtigungstöne – Sie brauchen kein permanentes Klingeln von außen. Hören Sie auf Ihre innere Stimme. Möglicherweise schreit sie ja schon ganz laut und wartet nur darauf, endlich gehört zu werden?

Vertrauen Sie auch auf Ihre Kreativität. Wer kein Internet hat, kann nicht mehr alles sofort googeln. Sie wissen etwas nicht? Denken Sie einfach nach und finden Sie selbst eine Lösung. Ihr Gehirn hat so viel mehr zu bieten als es eine Maschine je könnte. Anders formuliert: So schnell sind Sie nicht verloren. Not macht erfinderisch.

Wenn Sie sich also auf das Abenteuer Digital Detox einlassen und zunächst Unsicherheit, Unwohlsein, gar Angst empfinden, seien Sie beruhigt: Entzugserscheinungen sind normal. Ich habe sie auch erlebt und ich habe sie überstanden, ich habe davon profitiert. Es ist mir eine Herzensangelegenheit, dass auch Sie von diesem Lifestyle, den ich in diesem Buch vorstelle, persönlich etwas gewinnen. Dass Sie wieder ganz bei sich und mit sich sein können. Dass Sie wieder ruhig und ohne Hetze durch den Alltag gehen. Dass Sie erkennen, dass die Welt nicht untergeht, wenn Sie nicht erreichbar sind. Im Gegenteil. Sie wird sich munter weiterdrehen.

Für mich ist die Ranch inzwischen zur Metapher geworden: Sie steht für einen Sehnsuchtsort der Unerreichbarkeit. Einen Ort, an dem ich abtauchen und in eine andere Welt, eine Welt der Stille und Ruhe eintauchen kann. Wo ich loslassen kann. Um einen solchen Ort zu finden, muss man nicht einmal um die halbe Welt fliegen. Plätze des Wohlfühlens sind überall, direkt vor unserer Nase, wir müssen Sie nur erkennen. Ich möchte Sie hiermit ganz herzlich dazu einladen, Ihre persönliche Ranch zu suchen und zu finden, Sie dazu einladen, einmal alle technischen Geräte auszuschalten, innerlich abzuschalten und anzukommen. Bei sich, im Hier, im Jetzt.

Heute, da in einer globalisierten Zeit immer alles und jeder erreichbar zu sein scheint, selbst die entlegensten

Flecken zugänglich sind, heute, da wir immer schnell irgendwo sein können, haben wir eines vergessen:

Von allen Reisen dieser Welt ist die Reise zu uns selbst die spannendste und bedeutsamste.

Dr. Daniela Otto
München, September 2021

GPSR Compliance
The European Union's (EU) General Product Safety Regulation (GPSR) is a set of rules that requires consumer products to be safe and our obligations to ensure this.

If you have any concerns about our products, you can contact us on

ProductSafety@springernature.com

In case Publisher is established outside the EU, the EU authorized representative is:

Springer Nature Customer Service Center GmbH
Europaplatz 3
69115 Heidelberg, Germany

www.ingramcontent.com/pod-product-compliance
Lightning Source LLC
Chambersburg PA
CBHW071703100426
42873CB00017B/398